元宇宙與健康

- 你要老人癡呆都很難
- 健康的奇蹟，不是迷信，已得到無數驗證

峨眉銀妙元・祥靖——合著

元宇宙已被人類所破解，可運用在〈健康〉上

目錄

一．前言

如果人生如戲的話，那麼身體就像皮影戲。
我們看到的 < 影子 > 劇情後面－藏著真正的源頭。

從量子思維來看身體，我們的身體除了看得見的肉體層外，還有看不見的意識體、情緒體、能量體。而人們在肉體層的－上萬種症狀，就如同皮影戲中－我們看到的影子般；它真正的 < 源頭 > 在能量體。

如果把天地看成一個 < 原始能量 >，那麼人體就是個小分身，人體內有天地、有陰陽五行。

在五行中，心主火。唯有 < 火元素 > 可以穿越地球帷幕，直達 < 元宇宙 >-- 這裏不受天地制約。

宇宙間最快速的能量是 < 光 >。大自然中有風、火、

雷、電；<氣功>運用了<風>的頻率，而光用的是
<火、雷、電>的頻率。

我們的身體蘊藏著巨大的宇宙能量，可惜人們通常
只用氣絡系統。如果我們懂得使用體內的<光能>，
就會開啟另一套光絡系統。

當人們身心合一時，<元能>一啟動，就會在體內
與元宇宙的頻率共振，產生<量子共振>效應。不需
任何工具。

這套實用技術，結合了中國數千年的傳統文化，幫
助我們的能量不斷的提升—從<碳基體>進化出<光
子體>。人類的健康是輕而易舉的。

這套功法由峨眉銀紗元心師所創，是人類的自我超
越 - 新的里程碑。

自 2018 年受邀<全球量子醫學>大健康高峰會論
壇以來，已在不少國家生根發芽；20 年內將會在世界
各地遍地開花。

二‧緣起

本書緣起 祥靖在童年時曾重摔，數十年下來，左腦麻木到完全沒知覺的狀態。在接觸到＜元光愛＞、懂得啟動＜光功＞後，經一年 3 個月才第一次感覺到抽痛，而目前已回到健康狀態。

身體有個＜最本質＞的存在，每個人都有著強大的宇宙體，只要運用宇宙間最快的一光速＆愛的能量，在元宇宙中運轉。其實我們啟動體內細胞的一核心能源系統是輕而易舉的。

科學家發現：人類的基因 DNA 雙螺旋鍊一每秒鐘都有上百萬在進行突變，而且可以通過人工的方式進行改變。經過身體力行，我們確實通過能量中樞的＜聚能＞訓練技術＆高維生命＜元宇宙＞的啟動法，不但改變了體內的 DNA，同時身體上的不適症狀也確實隨著改變。更不可思議的是身高、骨相都改變了。

　　我們數百人曾以集體光功的能量，對癌末的個案創下—5 天拔除呼吸器，10 天正常返家的奇蹟。

　　這是中西醫都無法解釋的，但是量子科學可以解釋。

　　當集體啟動 < 光能 > 的時候，就產生了 < 光子 > 中具備的共振原理，疊加、量子糾纏原理。運用超越空性的 < 元宇宙 > 能量，由上往下—聚焦於我們身心能量的調頻。

　　這些年來，數以千計的見証。
但我們深覺—唯有喚醒人類內在的 < 王者 > 之心，
才能 < 圓滿＆圓滿 > 同行。

　　科學已預測：2080 年前後將會有 4、5 代人一起工作，這當然與生命、壽命的延長有關。許多人對新時代的到來仍然無法相信，但是我們確實一點都沒有誇大。

　　當然，任何一個新時代的來臨，總是會有一段時間的過渡期，就如同歷史上的＜馬車＞時代進到＜汽車＞時代一樣。當汽車在馬路上奔馳時，沒看過汽車的人們會感到害怕。後來將＜馬頭＞放在＜汽車＞前面，人們才慢慢接受新時代的到來。

　　我們會堅定不移地走在這個頻率中。

　　人類健康的 奇蹟，將不再是迷信；
　　人類健康的 方向，也將不再迷茫。

三 · 天機開啟的時代

元宇宙 被 應用 到 身體 來，這個 < 天機 > 被人類所破解、是人類的最大福音。

你可曾想過，我們居住的 < 地球 >，為何掛在天上、掉不下來呢？太陽為何能 < 生生不息 > 地 無限運轉呢？

科學家們研究發現：宇宙間存在著 < 顯物質 > 和 < 暗物質 >。凡是人們所看得見、摸得著的山川、大樓、植物、、 等都是顯物質，但只占整個宇宙的 5% 左右，其它 95% 左右超級龐大的體系都是暗物質能量。這可以說，我們這個世界 表面上是顯物質的世界，但實際上卻是 < 暗物質能量 > 在運轉；是 暗物質能量 在托舉著 星際文明的運轉。

陰性能量、暗物質能量 － 運化整個 宇宙

這看不見的能量,

就是我們古代人說的〈陰〉能量,

是 運化 和承載 整個〈 時空運轉 〉的

後臺 力量

暗能量

在古書 < 黃帝陰符經 > 中有老祖宗的智慧，指導我們如何去應用 < 高維 > 能量，也就是 暗物質能量 的使用方法。陰符那個 < 陰 >，就是暗能量，暗物質。

我們生命的所有經驗、所有記憶；包括所做的、所發送的或起心動念，都是一個 < 陰 > 的能量。

因為天地無法吸收這些暗能量，所以都會回到我們的身上來；最後形成與我們有關係的頻率，叫做 < 量子共振 > 效應、< 量子糾纏 > 效應。

量子糾纏

量子糾纏的原理是我們與這能量有關，才會產生糾纏。那普通的天地暗能量，與我們如何生成關係呢？

宇宙能量，我們感受不到它的存在，就像我們感受不到 電磁、聲、光波在我們身邊一樣，但它又確確實實的影響著我們的生活。又例如 手機的 WiFi，我們看不到它，但手機卻能接收到。

手機、衛星導航、核磁共振、科技遊戲都與上網有關。上網到太空能量，就是我們看不到的暗能量場。所有 < 網路 > 相關都與宇宙量子有關，而量子是可以和人體細胞互相傳導共振的。

所以，當我們擁有 調動暗能量的頻率，就能夠與天地的暗能量高頻共振。也就是說，只要有方法 與 < 宇宙能量 > 共振，就能應用 宇宙的能量 到我們的身體來，達到身體健康。

識神‑眼、耳、鼻、舌、身、意

這個全球多端變化的時代，是所有人的 集體意識反應

我們的眼、耳、鼻、舌、身、意 (也稱 識神)，每一

次起心動念，或生命的經驗，都是我們所說的 < 暗能

量 >。

　　而這個 暗能量 確是我們最大的消耗。

我們通常從小到大 都在消耗暗能量，消耗我們的神、

情、意、志；無形的消耗我們的識神、元神之光。

聲、光、電磁波的時代

地球頻率在轉變,整個物質世界都在翻天覆地的變化。接著是一個以 < 光 > 和 < 能量 > 為主、超越物質的時代,也稱為 < 聲、光、電磁波 > 的時代。

量子力學已經證實:

人類 & 整個世間都是能量的 < 聚合體 >。

聚 則為 物質

散 則為 能量

只是每一個存在的狀態 和 能量振動頻率 不同而已。

今年 2023 年起整個火元素的能量開始啟動。

< 火 > 元素一啟動，光的能量就開啟。

這個時候進來的都是一日千里，能承接天地靈氣的不

同境界。接下來的數十年，人類社會的 < 頻率 > 和

< 意識 > 將會高速轉化。

在意識和能量層面，人們是 < 超維度 > 的，不需

把自己限制在 < 固體 > 思維裡。

七個身體層面

人類除了固體肉身外，還有乙太體、情緒體、心智體、靈性體、宇宙體、涅盤體。

-- 乙太體也是潛意識，是煙霧狀，可以通過它治療疾病。地球引力對它不起作用，所以可以在空間和夢裡自由飛翔。

-- 情緒體也是靈魂體。它可以在時間上旅行，但只能回到過去，不能去到未來。

-- 心智體能夠去到未來，但是進入不到別人的未來，這是心想事成的極限。

-- 靈性體沒有 時間和空間 的限制。這是一個整體的維度，但只知道整體的過去。所以各個教派，最終都是一樣的說法。

-- 宇宙體，超越了時間和空間，與大宇宙合而為一，身體也會不見了。

-- 涅槃體，這裡需要有犧牲的精神

關於人類 < 意識 > 與 < 能量 > 的研究，早在上個世紀就已盛行；愛因斯坦的 - 世間萬物，皆為能量，所有物質都是能量。

然而，每一種 < 能量 > 皆有著不同的 振動頻率，人體也是如此。

從 現代量子物理學 的角度，宇宙萬物均以有形 < 固態 > 或無形 < 波態 > 存在著。

這些有形物質，無論是固態、液態或氣態，均由 < 旋轉粒子 > 組成。因為這些 粒子 的 < 振動頻率 > 不同，而呈現 < 宇宙萬物 > 目前的狀態。

天地萬物 都是 能量的載體

前面提過 - 意識 是一種 暗能量，

但有一種能量是 < 動 > 能量，也是 < 顯 > 能量。

需要 < 動能 > 和 < 意識能 > 同步運轉，才能顯化

物質。

意識 + 能量 = 物質

宇宙所有的一切都是意識、能量、振動、頻率的結

果．人類不同的 < 意識 > 層次，對應著不同的身體

能量、振動、頻率。

　　每個人都有 < 意識體 >，它是我們生命本源中的 < 靈光 >，看不見、摸不著，但卻附著在我們身體 -< 整體合一 > 的狀態裏

　　意識體 是我們人體可以駕馭的能量，它在更高頻率的 < 高維 > 中。就維度來說，一條線稱為 < 一維 >，一個面 稱 < 二維 >，我們生存的空間是 < 三維 >，而所有我們想像的到、但摸不到的都是在 < 高維 > 了，如神佛、意識、生命、、等等。

　　而事實上，我們生存的 < 三維 > 世界，是 < 所有維度 > 的集合。< 高維 > 一直與我們同在，而高維的 < 核心本質 > 是 < 能量、振動、頻率 >。

　　如果人的身體沒有 < 意識 >，那就是一個 < 植物人 > 了。但是，如果只有 < 意識高 >，只是 < 耗元神 > 而已，生活不會提升；因為想得多、做得少。

　　一定要配合 < 能量、振動和 頻率 >。例如：花草、樹木看似不動的靜態，但是它的 < 根莖葉脈 > 在 < 運轉 >，< 細胞 > 在 < 生生不息 > 的運轉。

人也一樣。

我們擁有巨大的宇宙空間，當我們懂得用看不見的 < 宇宙能量 > 來運轉這個世界的能量時，才能用 < 宇宙能量 > 來 創造生命。

我們如果能更 開闊的去 < 提升 > 自己的 維度， 將天地、萬物、人類三者之間形成一個 < 生命體 > 的時候， 天地 也在 < 運轉 > 著 < 人間 > 的能量磁場，就能和古代的 < 哲學思想 > 形成一股 天人同源、天人合一的 人生自然科學。

人類的健康，也是大自然的健康。在我們關心 < 地球升溫 > 的 < 嚴重後果 > 之前，人體必須先要健康。人類的 < 肉體層 > 和 < 心靈 > 的層面要同步升起。照顧好身體，也就照顧好地球。

無論我們對自己的身體、生命結構、生命真相知道多少，首先需要喚醒的是 < 心 > 的力量。

< 人心功能 > 的發展一定會引領世界

我們的 < 意識 > 能量由 < 心 > 而來，是 < 無限 > 的存在。它超維度、超越時空，也同時存在地球帷幕內。然而，我們這一具 < 物質身體 >，卻只能在我們生存的空間裏。

所以，我們需要用 < 超維度 > 的意識和能量，來駕馭我們這個 < 有限 > 的身體。

我們的 物質身體 是由不同 頻率、波長 組成的，但它只是一個很小、很有限的波段能量場。

而我們的心 - 思想，卻來自於無限的的心力、心電波。

< 人心 > 是天地間最大的 < 能量 > 載體

任何 < 有形 > 的事物，都有很大的 < 局限性 >。
聖人老子言：有之以為利，無之以為用。
意思是說:我們的身體 以肉眼 < 可見的形態 > 存在，
但承載著一個 < 看不見 > 的 心。

心可以無限擴大，但 身體 卻有很大的局限。身體再
大，大不過心。我們的 意識能量 是無限的，受限的只
是這一具 物質身體

人類的 < 意識 > 能量，會因 < 內心 > 改變而發生
< 質 > 的轉變。當內心的 < 能量強化 > 了，就有了
< 外在物質 > 顯化的基礎。

心能生 < 萬物 >。所以 < 心 > 也可以稱為 < 宇宙
體 >; 用心識 運作 宇宙能量。整個 < 心意識 > 和 <
能量 > 狀態都要同部升起，才能跟得上往後 20 年的
變遷。

我們如果能將井然有序的〈 高維能量 〉,

應用到〈 身體 〉來,

就能隨時處在〈 健康 〉狀態。

天地是陪我們來玩這一齣人生之戲。

很多人一直在向外面求，找尋健康的方法，而忽略了宇宙天地之道。

總而言之，我們的 意識 改變著 能量。

所以，當我們喚醒自己對生命的主控權、升起 內心的力量，轉換更高頻率的意識能量，直達元宇宙，就能真正開啟不假外求的力量，才能活出健康的自己。

這是火運年裡很重要的要素。

四 · 古書與傳教士

　　每一部經典，都有它源遠流長的研究價值。不同時間點讀它，文字依然是文字，但心靈感應交融的境界都不同。

　　我們每個人都有再次成長的空間。讓我們一起來攀登中華傳統文化的精華。

有一個叫衛理賢的德國人，1899 年來到中國傳教，當他融入當地的民俗風情之後，發現中國人所信仰的並不是某一個人像耶穌一樣，而是個大信仰 -. 信仰天地，就連炎黃子孫也沒有肅立炎帝、黃帝的宗教體系，超越了西方人所認知的神的信仰。

中國的哲學體系 - 人可以藉由修煉達到神的層級。中國人的信仰是 < 天人合一 > 與 < 天地同在 > 的，人類有 < 本自俱足 > 的光明，所謂的 < 神 > 就是一種內在光明正大的狀態。

神與人的內在精神是高度合一的，人可以藉由修煉達到神的層級。把內在的神性 < 正大光明 > 立足於天地之間，就可以 < 與神同在 >

西方國家認為 天地有一個主宰 就是耶穌或其他造物主，人是造物主所創造的，不能超越於造物主之上。人類是上帝的奴僕，人身永遠是被拯救的。

天地間有一個主宰，但是中國人認為天地間的主宰是 < 天光 >- 太以無上之光，人人都可以修練太以能量之光。

所謂的 太乙金華 的能量，達到神的級別，超乎所有以往的所有認知，例如大禹治水是人定勝天的意思，愚公移山，後羿射日，都是以一人的意志，與天地較量的狀態。

所以，中國 人定勝天 的思想，在上古 傳說中 就已經知道 天地並不是由某一個人所創造，而是人們通過自己來創造。相信自己內在的力量，相信內在的神力，正大光明姿態綻放出來，以頂天立地之姿，創造這個世界。

盤古開天闢地，以頂天立地之姿，撐起了我們這個天地，示現我們內在的正大光明，立足於天地之間，創造天地，與天地同期壽，與日月合其光，與萬物合其德的狀態，稱之為中國的人文思想、天人合一的思想。

當時 < 衛禮賢 > 等 8 個人來到山東青島，通過修練古書 < 太乙金華宗旨 >，其中有 6 個人修出了自己的內生之光。通過內生之光，看到自己內部的流光溢彩的光。

每個人的根基不同，所看到的顏色和狀態也不同。

一個人能將 < 太乙金華 > 之光，在肉身裡面同步運轉，這個肉身就可以成為帶著神光的肉身，達到與神同光的狀態。

通過 < 太乙宗旨 > 可以讓我們的內在神性、 與天合一、與道合一，活出 < 光的生命本源 > 的狀態，達到真正的返璞歸真。

因為衛禮賢在 < 太乙金華宗旨 > 中受益，於是他將自己修煉所看到的寫出一本叫 < 金花的秘密 >。

　　這本 < 金花的秘密 > 震憾歐洲著名的心理學鼻祖之一的榮格，他從中得到很多啟發，原來 < 人 > 除了身體肉身、意識 之外，還可以有<精神>上的 高度文明，真正的內在神性。

　　通過修煉的方式，人人皆可得到 生命元能的元宇宙狀態；不但在 < 心理學 > 上有更深的認識，更在 < 形而上 > 的 < 精神學 > 上有了啟示。

　　真正的實現內在的神性，就是實現我們內在的正大光明，立足於天地間；這股頂天立地的力量，就是返歸於 神的能量狀態。然而，這個 < 神 > 不單是我們 < 精神的光 >。

　　如果一個人能將我們的 < 太乙金華 > 之光，在肉身內同步運轉，這個肉身就可以成為帶著神光的肉身，可以 與神同光。

　　人出生以來對神就有所認知，對於天地變化，造化陰陽風雨雷電等，都認為這是神在支配，最初的上古時期，把天地運化的一切稱之為 < 神的造化 >。

　　我們要感謝這本經書的締造者 - 呂祖純陽，他在 67 歲時，真正的通過修煉，寫下這本 - 太乙金華宗旨。以真身的方式 示現在人間，告訴我們 - 人可以肉身成仙；亦可在修煉道身的時候，不斷的積蓄功德，為民服務。

　　這是 呂祖 的代表作之一。呂祖是我們歷史上真正的實證過，有歷史記錄的一位真人。在歷史典故中，他是真正在世間可以遇見、活得和人一樣、逍遙自在，像神仙一樣飛行在人世間的真人。

　　傳言他百歲有餘的時候，還是鶴髮童顏，步履輕快，像神仙一樣來回於人間天地，人們都當他是在世神仙。而他在 160 多歲的時候都還處於這樣的狀態。

呂祖之可貴在於 - 在人間生活中，從身體入手，以內外兼修 的方式，達到真正 成神成道，成為我們人生的貢獻。也是我們民間真正實修得證的八仙之一。

仙是由天地萬物所孕育的一切化身，山是土元素的能量，土元素是承載萬物，孕化萬物的根基，萬物在土中生長，而生長的這一股修煉的能量，可稱之為 仙。靈長或 小動物修煉成仙，他們的壽命比人長．

在 < 太乙金華宗旨 > 裡 隱含著生命的終極奧義。

告訴大家，人人都可以經過修煉，脫胎換骨，接近神的本源。

當下，人們所認為的 最高境界的 神級文明，都可以經由人的修煉而達成。

呂祖懂很多醫學，< 醫道還元 > 也是他的著作之一，通過醫學的方式濟世度人。

　　衛禮賢依＜金華宗旨＞書中 - 練功，得到了啟悟，看到了自己的金花乍現，自己的生命之光，體會到＜金華宗旨＞和中國的信仰體系是真正有依据的、可以實修實證的。

　　於是，他就把這本經典翻譯成德文、英文、日文、法文、、等多國語言，傳播到不同國家。在世界各地掀起了 打坐練功、靜心修煉的熱潮。這使西方的 哲學體系、心靈成長體系、和 修煉體系 都產生了 巨大的震撼。

　　反而在中國，只少數人知道此書 ，這當然與歷史背景有關，不予論述。

光功的探討

< 太乙金華宗旨 > 存在目的，是要成為我們現實生活中的引導，並能在生活中應用與實踐。

此經典的核心宗旨，在於它提出的創解、見解在於 < 光 >- 全篇之中是以 < 光 > 為主。 這部份與 < 光功體系 > 有異曲同工之妙，但不盡相同。

光功體系 在創造之初，並沒有經典的指引。創造出來數年後，再對照所有的經典，才發現那 經典的源頭全部都有。只是經典著重在 文字層面、書面上只能理解功理的部分；並沒有將具體深奧的 < 心法 & 秘法 > 傳承出來。

在峨眉銀鈔元心師 < 頓悟 > 時，也許是達到了一個極點，自然而然就接引到 - 整個虛空中的所有 < 高維智慧 >，屬於這個 維度該有的 < 方法和技術 >；也或許這是 < 天命所歸 >。

在中國傳統修煉體系裡，基本是以 < 氣 > 為主，而所有的修煉 都有非常多的暗語和哲理，很多讀不懂的經典語言。

然而 ，<太乙金華宗旨 > 文字直達修煉的方法實證，沒有任何矯揉造作或故弄玄虛。因此根據這書籍所呈現出來的修煉方式，基本上 ，人人應可以 - 探索到 不可思議的奧妙之處。只是每人的意識、能量、境界不同，能 領悟到的也會不同。

前面提過 < 太乙金華宗旨 > 的重點在探索著光功的境界。

但是，光從哪裏來呢？

在經典中提到 - 光在身中，亦在身外，光不在身中，亦不在身外，是山河大地日月凝造，每個人的動心起念無非是光。因此，人世間所運轉的 聰明才智，生活經歷，以及 貪、嗔、癡、慢、疑 等也是光，一切運轉都是 光。所以光 遍佈大千世界，亦遍佈人的從生到死的人身之中、心念之中 & 所有的經歷之中。

這些不單是<物質性>的光，更有<意識性>的光；也是我們所說的 看得見、看不著的光。神火也是光，意識也是光，心神匯聚之處亦是光，一點之處還是光。聰明亦是靈光，精是靈光，同時在身中的眼光交會，外面的耳光交會，還有神識、 可感觸的日夜交光，都是我們所說的 < 光 >。

人的每一天都有無數的呼吸，一呼即有一念，一念即有萬念，這個呼吸之間的萬念生成，那生成的所有光化現象。這個光的能量體，是有境界、有級別的。就像我們人、天地萬物一樣，它有高低貴賤之分的。同樣光也是如此。

很多人都認為 光就是光。事實上，它有我們的 識神之光，元神之光，以及 心識 - 創想之光。

這些光的層級不同，能量不同，意識不同，成就的境界也就不同。

不是所有學光功的人，都可以達到最高境界，而是意識、能量、境界 都同步提升到最高境界了，才能真正的取回我們所說的元宇宙 - 本源之光的力量

所以 < 太乙金華 > 這個 < 金華 >，除了我們所見的 < 可見光 > 之外，更是指我們內在 < 智慧 > 運轉，聰明智慧、明心見性的 性光。

這需要通過自己的 < 意識 > 和 < 能量 > 去開啟我們的 < 智慧之光 >，最後形成我們身體裡面那活潑潑、光明自然可以看見的、可以感應到的 耳光、目光、神光，或是我們念頭創造的識神之光。光的層級不同，所得到的效應也不同。

2023 年是火運年的能量 – 光的能量。所以接下來的頻率不是以往的氣脈系統的呼吸方法，而是走入光脈系統。光脈系統是由〈 火元素 〉相對應的〈 光 〉的功法 &〈 火 〉的功法，例如西藏密宗的主火、或光功。

在光功和太乙金華宗旨裡，是在告訴我們要腳踏實地，依心而活。將當下這具人身看成生命最高的鍛練，落實在人生中。鍛練我們的元神 & 識神、我們的精神 & 肉身，在元宇宙中重新生成一個新的能量體 – 光體的狀態。

最後你會發現，〈 識 〉不斷，則〈 神 〉不生，神識歸位，回歸到我們心中真正的天光一炁 – 元宇宙空的狀態。當源源不斷的肉體層 & 光體層同步合一時，整個身體就會通體光明，百脈流光。流於精神、魂魄、意識，永得長生之體的狀態，如此的〈 元神 〉就是不假外求的〈 神明 〉。

一般人練功，都是從天地日月採光，採日月之精華，奪天地之造化，傳統道教認為這個方式是很強大的，但事實上在 < 太乙金華宗旨 > 裡，或 < 光功體系 > 裡都不是。如果採取日月之精華，打通任督二脈，也是地球帷幕內的能量，不是宇宙最高的能量，不是清純的能量．

地球帷幕內的能量我們稱為太極能量場，有陰有陽、有黑有白、有二元對立、有五行的相生相剋制約，地球帷幕內永遠沒有脫離這個法則。有多少熱點，身體也會有多少寒冷一樣。

天地日月精華取之不盡，用之不竭。但是地球內有太極、陰陽、二元對立、五行、四時產生的風寒濕熱毒。在採天地之氣的同時，也會承擔 - 這些太極陰陽二元對立的各種天地能量。

如果用那種功法，就會掉入到我們所說的二元對立世界之中。

　　我們只需要不斷的提升 意識、能量、境界和頻率，堅持百日以上，堅定信心，就能喚醒自己的天命所歸，天賦才華。

　　如此內力覺醒了，才能真正的歸位，所謂元神歸位，識神歸位，心神歸位，三神歸位之後，就能真正達到天地人三位一體。

　　一定要喚醒自己的自信，相信自己內在的智慧。如果你擁有了你的元宇宙的智慧，相信自己的才華和智慧。不信則散，信則服。

　　找到你心中的王者，王者歸來。

五‧科學總在人類頓悟後

從古至今，我們一直被教導 < 眼見為憑 >; 整體人類都在這個遊戲規則中 < 被制約 > 著。使我們的生命、眼界都完全是 三維空間的固態 & 能量。

以致我們窮極一生，都在這種所謂的 < 羅輯思維 > 中生活，忽略了每個人的內在都有一份強大的力量。

< 量子力學 > 的到來，震撼我們的固化思維。

它 已超乎想像地 正在改變世界。

誠如 < 特斯拉馬斯克 > 說的 -- 量子力學 能幫你 < 理解 > 那些 < 違反直覺 > 的新事物，它的 < 思考方式 > 讓我 受益匪淺。

近年，就連兒童圖書中也出現 < 寶寶的量子力學 >

一書，讓孩子在玩 < 球 > 中，知道 球的 < 物理層 > 外，
還有 原子、 量子 的存在。

每個時代的進步都伴隨著新的技術、知識 & 能量

肉眼所見不一定是真實的，肉眼看不見也不一定不
存在的 。這世間有許多看不見摸不著的東西，例如 <
意識 >，這個自古 - 我們稱為 < 靈魂 > 的高維能量，
人人身上都有；但從來沒有科學家証明過 - 人的存在
是由 意識引領的 。

科學界能証明的是 - 物質界存在的都是能量，而 <
意識 > 能影響能量狀態。高維能量 影響低維能量，高
頻振動 影響低頻振動。

宏觀我們整個身體，從上至下是 < 意識 > 影響： 光
體能量 - -< 光體 > 決定 氣光能量，< 氣光 > 能量決定
氣體、液體 能量，也稱 < 氣血 >；液體能量決定固體
能量。即整個層級是 - [意識體 - 光體 - 氣光體 - 液體 -
固體]。

因此我們的身體反應以整體的方式 - 乃是從最高層的 < 意識 > 著手。

天有三寶，日、月、星；
地有三寶，水、火、風；
人有三寶，精、氣、神。

人最重要的是精、氣、神 的 < 神 >，神就是 < 意識 >。目前這些都被科學認可 - 高維的科學家知道這是能量

所以改變身體結構要從 < 意識體 >&< 光體 > 著手。光由意識引導，意識有高有低，有光的意識、有氣的意識、有正面的意識、有負面的意識、、，意識起伏不定，很難控制。因此 無法成為一個恆定波。

喚醒意識體，可以從傳統的方式 - 靜坐等開始。然而，喚醒意識體不是目的，真正的目的在於喚醒 & 活化自己的光體。

有一個用詞很傳神 -< 激活 >= 刺激讓它活起來。光功 就是在指導超光速運轉方式，激活自己光體的的。

人體的 DNA 可以影響光子的排序，DNA 在創造肉體的能量層，通過喚醒意識體，可以活化光體。

意識體強大 ，光體能量也會強大。光體影響氣體、液體的改變，肉體層也會隨之改變。

懂得用宇宙能量 來創造自己的生命、主控自己的生命，受限變少了；自己內在的力量越來越強。

當我們開始運用自己內在 - 潛意識深處的力量，心靈 & 心靈相應的人，就會形成一個集體能量波，共同創造一個集體的能量場。

思維不同的人們，也會進到不同的頻率體驗。有些人選擇現在活著的現實物理，有些人選擇新意識的頻率。

元宇宙已經來到我們的生活中，如何快速提升生命的振動頻率，進到不同的維度，根據自己內在去選擇，不用頭腦去衡量。

高維探索

接下來，讓我們一起探索高維的世界。

我們將會從各個維度來拓展自己的意識能量。

首先，讓我們先認識我們所生存的三維空間。

-- 我們生存的三維固體世界，加上四維 的時間，就有 - 由時間 & 空間疊加的 < 過去 & 未來 >，和人生的存在狀態。

-- 接著，多重裂變的五維空間，每個意識形態所分裂出來的自己，都可以演化出一個高維空間，就是自己的 < 平行宇宙 >。現實的我們，並沒有和自己產生出來的那個平行宇宙空間疊加。這個五維平行宇宙空間是無限的、多元的。

接下來探索的是 - 空、光、意 的世界，也是我們神佛們所在。

意是我們心所散發出來的頻率，有意識的聲音。音是無意識的頻率，音有聽不見的聲音，還有聽不到的頻率。

有些是人類的耳朵可以聽到的頻譜；但超聲波全部聽不到。 更高維還有暗物質、暗能量 、暗聲音 暗頻率。海豚、蝙蝠都可以聽到超聲波、次聲波，那是暗物質暗能量暗頻率，人類聽不到。

-- 接著是 - 陰陽合合的世界，叫做 < 太 >、太極。天地萬物皆為陰陽而生，陰陽演化天地萬物。

- 最高維是比太極陰陽還更大的 虛、 空，混頓狀態，是元宇宙的世界。

然而 ，特別一提的是 - 在我們生存的三維空間裏，有著所有維度的總集合，是所有維度共存的世界。

宇宙的真象是 能量、振動、頻率。

日常中，人們可以理解的如下

-- 地震 是因 能量的釋放而引起。

-- < 頻率 > 不同，產生的 < 物質 > 不同，例如石頭的頻率低，聲音的頻率高。

-- 高頻率影響 低頻率。

-- 看不到的暗能量 影響顯能量。

以上可知，眼見為憑 的觀念可以 修正了 。

前面提到 我們生存的空間，表面上是顯物質的世界，但實際上卻是暗物質、暗能量在運轉。

就人類來說，每個人都有兩個 < 我 >，一個是在 < 人世間 > 生存的我，一個是原來 < 神性 > 的我。

前者具體有形 - 顯能量，後者無形 - 暗能量。

人體的組成和宇宙的組成是一樣的，

只是 < 振動頻率 > 不同而已。

一個有形、一個無形的差別而已。

當你懂得連結 - 天地萬物的能量，一起共振時，

一個心念就會調動大能量來協助。

社會天才精英，都是這些瞬間的靈感。

同頻共振

然而，需要 < 同頻 > 才能共振，那人類用什麼來和宇宙 < 同頻共振 > 呢？當然是人類的 < 心識 >; 序言中提到的唯有 < 心 > 可以直達元宇宙，不受天地制約。

< 心 > 無形無蹤，是暗能量。但宇宙法則是 - 看不見的能量 先運行，才有看得到的 結果出來。

所以，心念 改變能量，也就是 < 意識 > 改變 能量。我們的起心動念都在創造著一種 暗能量，

也就是說我們的 < 心意識 > 所產生的能量，雖然看不見，但卻深深的影響著我們。

所以，從 < 心 > 開始調整自己身體能量 - 人體電磁網絡、意識能網絡、智慧連接網絡。在顯物質過度使用、顯能量匱乏的當今，已經來到 暗物質、暗能量當道的時代了。

人們一旦開始使用暗物質能量,

許多靈感、許多新發明都會呼嘯而來。

例如, 智能手機騰空而降的問世、

人類身體的進化等, 這些都是來自

暗物質能量的顯化寶物;

也是人類的頓悟。

　　每個事物都是能量的同頻共振，地球有屬於 它的電脈磁場，有屬於它的無線電波，光網格；整個科學界也是利用這個光網 - 來傳輸能量。

　　人類的心靈 & 大腦就像一部傳輸器 & 接收器一樣。

　　既然宇宙有 9 成以上的暗物質能量等著我們用，為何不調整自己的頻率 & 宇宙頻率相同，如此就能 & 宇宙暗能量 < 同頻共振 > 了。

　　許多人好奇 共振的感覺。就我們生存的空間比較貼近的比喻，可以用 球賽的現場，當偶像賽贏時刻、大眾齊歡時 - 無數倍的能量放大共振。 或演唱會時與偶像同歌共舞的現場同頻共振等等，有現場經驗的人也許可感受到一些。

　　但是宇宙能量共振時的 < 高頻 >，類似 < 全身通電 > 一樣，全身發熱。它是那麼的快速、那麼直達、那麼簡單。

　　宇宙間能同頻共振的人、事、物，通常是自然發生的。不分正能量或負能量，頻率相同的人事物 就會產生 < 共振 >。

　　所以，我們一定要讓 < 意識 > 放在 - 更喜樂、更健康上，才能讓一個正向的、充滿愛、喜悅、希望的能量來引領我們，也才能與正向能量共振。

　　如果負面消息不可避免的時候，要小心傷害到心理健康，傷害你的身體。很多心理醫生、心理諮詢工作者，甚至南京大屠殺的作者，都因為太多負面能量的 < 同頻共振 >，而處在長期的憂鬱痛苦中，導至自殺身亡。也有氣功師、醫護人員、等無法排掉與病人的共振。

　　儘量減少不必要的接觸，如果無法避免，就要做好身心防護。心神隨時回到 < 元宇宙 > 光的能量，保持定力，不著重問題本身，才能讓問題自動消失。

　　既然都是地球的遊戲，你給出的同理心 能幫對方帶來什麼？能為這個地球帶來什麼？

　　我們只能自己創造一個安全屏障 ，在自己的頻率當中先顧好自己 ，不受影響， 就可以形成一個樂觀積極的心態，讓這個世界因為這些正頻率而改變。

　　在能量的世界裏，我們抵觸或害怕的，或集體試圖想消除的，都一定會持續存在。

　　因為無論我們抵觸什麼，或害怕什麼，或恐懼什麼，我們都是在給予它能量，讓它的能量越來越強大而已。

　　平常我們所關心的、所在乎的新聞媒體、人事物，都會形成一個能量磁場圍繞著我們。

　　自己是什麼磁場，就會吸引相同的頻率過來，不知不覺中形成自己的生命能量場。平時自己手機、電腦所推送給我們的信息，就是我們的磁場狀態。

從量子科學，頻率、振動來說，讓自己保持高頻振動，低頻就不會與我們共振。

只要我們調整自己的意識想法，改變自己的意識能量，就能改變振動頻率。

讓 < 元宇宙 > 這個超時空的能量，顯化到物質身體來。

這種簡單、直達的方式，不只讓我們的細胞被光化、DNA 系統能量被激活，在 < 身體 > 層面 & < 心靈意識 > 的層面都同時受益。

這個頓悟，在科學還沒弄懂之前，人類已經開始受益了。所以說科學總在人類頓悟後。

六‧地球的進化

人類居住的地球，是宇宙大系統的行星之一，也是宇宙間最具能量的一顆星球。

這是目前我們的共同遊樂場。

地球依賴 太陽 & 月亮 的能量運轉；也就是說 - 地球依靠 日月軌度的能量 運化色彩。一旦日月不運化了，那這個地球上的四季就消失了，地球上的這些動植物也就消失了。

　　人類是這個地球上的 萬物之靈 ，自然界的 < 操控者 >，也是 食物鏈 的頂端者。

　　地球可以滿足人的 < 需求 >，但卻無法滿足人類的 < 慾望 >。

　　人類對地球的生態 - 吃完動物、吃植物又礦物。

　　人性道德沒有科技的進步快，武器的進步又比科技還快。人類為了爭奪資源而在 < 國與國 > 間，< 種族與種族 > 間發生戰爭。

　　也因此，人類的 < 地球文明 > 即將擴展到外太空的 < 星際文明 >。

　　也就是說，我們的遊戲場將會擴展到太陽系銀河系。從地球遊牧到天空遊牧。

這些以前覺得是 < 玄學 > ，現在卻是 < 科學 > 。

以後 < 行星文明 > 出現在我們 < 生命和認知 > 的時候，< 宇宙大學 > 的門為我們打開了，就會知道 < 行星文化 > 原來還有 < 地球之外 > 的人。

地球人以後的 < 國界 > 將會弱化，以後只要是地球人，就會變成一個 < 地球村 > ，變成一家人，大家一致的和外星人相應，對應 < 外星文明 > 。

當大家有 < 外星文明 > 和 < 宇宙大學 > 的認知後，地球就會形成 < 統一和諧 > 。所有的國家、所有的人們，都會以 < 維護地球 > 的 < 安全運作 > 為己任。

或許大家認為 < 星際文明 > 的居住，不是一件好事。但對我們居住這個星球而言 - 也許是件好事。感謝它目前以它的方式在運轉著，讓人們可以生存繁衍，讓人們學習什麼叫做 < 人 > ，什麼叫做 < 合一 > 。

　　人體是地球內的一小部分，如果你還是認為自己是一個獨立的存在，試想人類 < 升天 > 以後，靈魂層面暫且不談，我們看似獨立存在的肉體去到哪裏了？

　　除了人們看得到的 5% 左右留給親人緬懷外，那 95% 左右變成暗物質能量，到哪裏去了呢？，是否在地球帷幕內的 < 大氣中 > 與大家 < 合一 > 了。

　　人類唯有 < 心能量 - 靈魂 > 可以超越地球帷幕，所以自古以來聖賢鼓勵我們修身、修心，為自己、為大家、也為我們的地球家園。

　　我們需要打破 原有的認知和局限，才能對自己有一種全新的認知。這也是人類終其一生 需要做的事

　　地球是人類的家園，目前還不是一個 自給自足 的星球，和我們人類一樣，都還在依靠外在的能量活著。

如何對待地球這個家園

那麼，未來的地球會如何呢？就是達到 不依賴 日月，也可自行運轉、可以自行 < 自給自足 > 的狀態。目前地球正在升級中，人類的家園，我們可以來協助它。

地球未來會升級到 - 天地萬物折射出來的都是彩虹光，不僅是目前這白金光的樣子，空氣裡流動的都是彩虹光，我們仿佛生活在 12 道彩虹中，就像雨後掛在天空的彩虹。

那個光是升級後的地球，也或許是升級後的你自己。太陽也會同步有 12 道彩虹的流光溢彩。能量體 基本上都是 12 道彩虹光芒的世界。

然而，地球如何達到自給自足呢？

人心 若能生出太陽光，就像 < 太乙金華宗旨 > 中講的 - 人人心中都有個小太陽，這個世界 就可以由 < 人心 > 匯成的巨大 < 合一能量 >。

形成這個星球的 < 能量供應中樞 >，形成 < 人供養星球 >，< 星球供養人 > 的循環。如此，升級後的星球 - 就可以形成一個天然的自我完善，不再依靠外在的日月。

而地球升級後，這個家園的人們，心中就會升起太陽 - 人人 < 心中有愛 >，< 眼中有光 > 了。

千萬別小看自己，自己跟地球是兩個密不可分 - 的 < 本體 > 存在。如果人是一個 可以說話的地球，那地球就是一個 不說話的人，如此而已。

有人問到：既然 人是個會說話的地球，那生命結束 - 上升的人 去到哪裡呢？

就是去到一個能夠自給自足、不依賴外在生命、不依賴外在的任何萬緣而存在的一個星球。

這個 < 星球 > 就是 < 人心 > ，即 < 星球之心 > ；星球之心 即為 人心。相互作用，生生不息，這樣的世界就真的能 達到和平，而不再是前面提到的 - 要去挖掘地球上的資源、毀壞地球。

未來的人會更加的 保護地球，因為他們知道 保護地球就是保護了自己。

所以人類與這個星球之間的相互關係，就是要讓我們每個人喚醒內在的自性光明，成為自己的太陽。也影響更多人成為太陽，這樣可以協助這個星球仍然活出 < 精滿氣足神旺 > 的太陽階段。

這也是古往今來 人們為什麼在提倡大家練功、修身、修心。除了個人的成就外，也為了達到我們這個 < 地球的升級 >。

如果我們時時刻刻處在 光態中，進入到性光、慧光、識光開啟，而後進入到我們所說的 天地交合，陰陽交合，天人合一，周天運轉的 < 大能量 > 裡，就能夠真正的達到我們所說的 < 天地與我同在 > ，< 萬物與我同體 > 的境界。

這也是老祖宗流傳下來的，但這需要一步步的日積月累，我們就真的可以達到 - 心地光明、心空生光 的生命狀態。

當然，此時此刻 我們人還是人，肉身還是這個肉身，但是我們的維度提升了，我們人將不單單是一個肉身的存在，更是一個擁有高維意識的存在了。

人類若能進化到更高維度，那我們整個 星球也能夠達到更高維度了。

在這個升維中，我們自然就會 - 看破許多人間的凡塵俗世。以前執著的、看不懂的、追求的很多事物，全部超越了；也就能超越到更高維來看世界了。

當我們隨時保持在功態中，內在的磁場升強， 天地都會來助你 - 天地間的能量都能為你所用。

　　然而，進化中地球頻率升級，以極端氣候回應給人類。對人類來說 - 就是要練好我們這具身體，才能跟得上地球升級的頻率。

　　加強我們的三全境界 - 精滿、氣足、神旺。當達到了這境界，就自然而然的迎接我們所說的 < 明月之光 > 了，這才是別人拿不走的實力 & 底氣。

　　不論是和平年代， 或是過度年代 才有能力從容面對。

七‧人類的進化 － 人體升級

　　隨著地球的進化，人類同時處在全面高速進化中。無論是人、事、物，無論是傳統文化，或是現代科學，全球性的在全方位改寫。

　　生活上，就連手機短短 3-40 年，都幫我們實現了 - 人人都具備千里眼、順風耳、足不出戶而知天下事的能力。

　　這個世間 萬物相通。人類學會用 < 高維 > 的能量，也因此我們有了 < 宇宙意識 >。

在手機 < 乙太網路 > 的相連相融之間，反映著整個宇宙的真相存在，成為我們小宇宙 < 元意識 > 的縮影。讓我們探索到宇宙本源智慧的靈光。

自有人類以來，萬事萬物都在變化，只有人類 < 大腦 > 的構造沒改變；顯然人類使用 < 下意識 > 的 < 思考方式 > ，和遠古的人類沒兩樣。

也就是說，我們生存的 < 環境 > 一直在變化，但 < 基因 > 卻仍在幾百萬年前的遠古社會中。

我們曾以為自己只是一個單純肉體的存在，而忽略了 - 身體 是思想的產物。

在這人工智能與人類並駕齊驅的年代，霍金說過 - 人工智能的發展 會導致人類的毀滅。人工智能可以在兩天內裝入所有的歷史，人類無法。如果我們的教育仍在 - 訓練配合機器使用的工業革命產物 - 填鴨式教育，這句話就會成真。

外界物質的極度發展，讓我們忽略了人性中最大的功能 - 科學界稱為 - 人類的潛能。人類的潛在能力，人人都有，只是我們沒有意識到。認為我們只是一個單純的肉體，在學術的引領下 - 訓練成只能聽話照做的機器人狀態。

此後，人類的變化一定是由 < 心 > 開始，當這份心力取回的時候，人類的潛力會自然舒展。< 人心 > 功能的發展會引領世界，萬物唯心造。

我們都知道 安慰劑 的效用有多大。所謂的安慰劑就是 - 它對身體沒有作用，但讓病人認為它效果好，或比特效藥更好，結果身體變好了。

原來，人的 < 心態 > 才是最重要的元素。

人類的 思維意識 總集起來， 就形成這個地球的 集體意識。然而，目前地球的 頻率 ，正處於巨大的 波動頻率 中；所以我們人類必須升級自己的 < 軟件系統 >，否則低版本的 < 物質軀體 > 沒有辦法和高版本的 < 地球頻率 > 同軌。

我們日常的手機 都進化成 智慧型手機了；有線乙太網也進化成 WiFi 無線網了

在手機系統中，我們看得到 - 顯現出來的文字、圖片，但看不到 - 手機的內建系統。

整個電磁無線波場內，存在的所有資訊 都通過 < 內建 > 連接無線網。這就是我們所看不見的 < 電磁波 > 叫 < 廣電信號源 >。

如果我們的頻率 能夠調到 - 與廣電信號源 < 同頻 >，那麼我們的 < 人體 > 就是一個 < 智慧手機 > 了；也就可以得到 手機內的所有功能了。

人體與手機不同的是：WiFi 手機連線網際網路，存取在 < 雲端大資料庫 >; 但是 < 人體的智慧系統 > 功能，則 儲存在銀河之星的 < 大腦集體意識 > 裡。

人體的進化

從三皇五帝以來，整個人類的生活，一直處在 < 無形的能量 > 中，但我們沒有覺知。由於人類的過度採集地球資源，而破壞了生態平衡。人類如何對待自然界，自然界就會用極端的氣候變化回流於你 .

近些年來 地球的頻率持續上升，其帶來的極端氣候引發的種種問題，讓我們知道為了生存，不得不進化了。也就是說 - 人類為了讓自己身體和進化中的地球同頻，必須讓自己的 < 身體版本 > 升級了。

我們的身體 - 從表面上看是一個 < 物質體 >，可以看得到、摸得著、有聲音、有重量，讓我們感覺這是一個真真實實的物質。

這具 < 物質體 >，要如何進化呢？

我們都知道 - 這世間萬物都是由 < 能量 > 組成的，那麼我們人類這具 < 物質體 >，要如何進化呢？

人類社會到目前為止都在 < 肉體層 > 下功夫。例如：在身體上有不適時，做個按摩，做個艾灸，或者切個手術，做個腫瘤摘除、、等等，全是在肉體層面上修修補補。

醫學和科技在精微的手術上已經進步到極致，但是人體的健康 - 人體的身體並沒有進步，人類的肉體疾病還越來越多。< 醫療 > 在進化，< 人體 > 在退化。

當今的社會，人們尋求 < 養生 >，除了身體層面外，通常忽略 < 心靈健康 >、< 靈性智慧 >。所以，我們一直在想，如何能夠讓一個體系同時兼具 < 身心靈 > 合一，又能 < 簡單入市 >。

我們需要一個 < 全方位合一 >、< 全面性 > 的體系，幫助我們提升整個 < 生命的品質 >。

讓我們從 < 生活 > 的需求 走向 < 生命 > 的需求，滿足我們整個身心健康，以及家庭和諧。

我們的身體由什麼組成？

是由 肉體層、液體層、氣體層、氣光層 - 也就是經絡體、光絡體、光體層、以及 < 空性 > 能量 -< 宇宙能量層 > 組成的。

而其中有 70% 以上都是由水組成的，分佈在腦髓、淋巴結，血液、、全身中。

如果我們整個血液循環 & 淋巴液系統得到了進化的話，我們身體應該是不會出現心腦血管疾病，不會出現高血脂、高血壓、高血糖等疾病。

但是可惜 < 血液疾病 > 越來越多，這也代表著 - 我們整個液體層並沒有進化，反而在退化了。

　　所以既然肉體層 和 液體層，我們都沒有達成進化，那讓我們看看氣體層 - 氣功的進化。

　　氣功是 氣脈層面 的運轉，但是這個時代已經在升級了，氣的層級之上叫 < 氣光級 >。

　　當 < 氣 > 層 變成 < 光 > 的層級時，就會變成我們體內的 < 經絡 > 系統。經絡的運轉 是 < 氣光能量 >

　　人類如果進化到氣光層，是可以看到身體裏面的 < 經絡穴位 >， < 七經八脈 >< 任督二脈 > 的運轉，看到身體 < 五髒六腑 > 的健康，是具備這樣一個 < 氣光體 > 的運轉狀態的。

　　這是古代醫生具備的能力；但是人類有了 < 進步的科技 >- 掃描儀、X 光、核醫攝影儀、、把我們身體掃描一遍，就可以看到體內各個 < 氣滯器官 > 的變化。但這也顯示 < 人體的官能 > 的進化 已經退化了。

　　既然 < 氣光能 > 都沒有辦法進化，那更別說 < 光能 > 了。我們看不到 < 穴位 >，看不到 < 經絡 >，就根本不會相信身體裏面有 < 光 > 了。

然而，值得慶幸的是，現在科學已經發現了人體的細胞是由 < 光子 > 組成的。

在 < 波粒二象性 > 實驗中，發現人體的每一個細胞最小單位都是由 < 光子、粒子 > 組成。而 < 光子 > 具備的 < 量子效應 > ，與 DNA 高頻共振 已經被科學證明.

所以，光體上的進化是 < 乙太體 > ，如果你能 凝練光、運轉光，那一定是乙太體的能量 - 已經被喚醒。

你的 DNA 已經活化了，整個 < 光體 > 的 < 原生代碼 > 被喚醒了。

乙太光體層 的健康 ，決定了我們 < 肉體層 > 的健康。乙太光體層的 < 頻率 > ，決定了肉體層的頻率。

所以與其訓練肉體的能量，不如 直接練 < 光體 > 的能量。

此外，< 意識體 > 也是我們可以進化的一個維度。因為我們知道 < 意識 > 的存在、< 靈魂 > 的存在、< 思想 > 的存在，以及 < 腦電波 >、< 心電波 > 的存在。以及我們散發出來的每一個 < 念頭 > 確確實實的存在。

所以，我們人體各個器官，各個細胞都能發出一種 < 波 >，我們的 < 心識能 > 發出 < 心電波 >，腦袋能發出 < 腦電波 >，人體的思想能夠發送 < 思維波 >，人體的細胞能散發出來 < 振動波 >。

每個人只要有 < 思想 >，你就能散發出 < 能量波 >，而這個波態的存在就代表着你才是一個真正的人。

人類走向進化，有三個偉大的途徑。

從 < 光體 > 到 < 乙太體 >，再到我們的 < 意識體 >。也就是說 人體進化的方向是由 < 氣脈體系 > 升級到 < 光脈體系 > 或者 < 經絡體系 >。

經絡體就是 < 乙太體、光體 > 的能量體；有的人可以感覺到、有的人可以看到。

以前人們只認為是在 固態、液態和氣態 層面上運轉，所以人們的功法方式，基本上是服務於固態、液態、氣態的。

也就是 以 < 氣態 > 服務我們的 氣血，服務我們的肉體。

　　當我們走進了 氣光態、光態、 乙太 和 意識態的時候，我們發現以前的那些固、液、氣三種形態是很低層次的能量。

　　所以最高層的能量 -< 意識能 > 決定了 < 乙太能 >，乙太能決定了 -< 光體能 >，光體能決定了 -< 氣光能 >，氣光能決定了 -< 氣態 >，氣態決定了 < 氣血 >，氣血決定了 < 血液循環 > 和 < 淋巴液 >。

　　以上等決定了 < 肉體層 > 面的健康，所以是 由上往下 來看待 人類的進化。

　　以前人們是從 < 由下往上 >，我們此刻一定是從最高處 - 元宇宙本源此處刪字來看待人體的 進化方向。

　　固體的能量低於 液態能量，而 氣態能量 在液態能量之上。那麼在氣態能量之上的，那就是光的能量了。

　　光 比以上的 物質 都大，而光之外的那些看不見摸不着的 < 陰性能量 >，比如 < 暗物質能量 >- 我們的 < 意識能 >、< 波態能 >，都比 < 光的能量 > 更強大。

人是一個 < 複合體 >，所有的能量物質都是一個 < 聚合體 >，所以要同時兼顧到 肉體、液體、氣體、固體、光體、波態體、乙太體、意識體、宇宙體、、等。

可惜，我們大多數還停留在 < 氣體層 >，也就是 < 氣功層 >，還沒達到 < 氣光層 > 和 < 光體層 >，更別說 < 乙太層 > 和 < 意識層 > 了。

但是無論我們有沒有達到，都得承認一個事實，就是我們的 生命能量 層次的高低、我們的 < 進化 > 取決於自己的 < 意識能量 > 的高低。

人類肉體進化，要提升自己的 < 五元 > 力量，在天地之間 < 循環往復 >。所謂 五元，就是元精、元氣、元神、元情、元志 的力量，不斷的凝練你的本源之力，修煉你的凡胎肉身，把整個身體的 < 頻率提升 >。

了解到自己是 < 肉體 > 的存在，也是 < 液體 > 的存在，也是 < 氣體 > 的存在，也是 < 精神體 & 能量體 -光體 > 的存在。

　　科學證明人類的細胞都是 < 分子量子 > 流動的頻率，最後就是 < 光子 >。所有細胞都是光子，因此我們是 < 能量體 >。

　　特別提醒，人類的肉體不是純能量、不是純光體；它包含了 < 肉體 > 的頻率，< 液體 > 的頻率，< 氣體 > 的頻率，也包含了 < 意識體 > 的頻率、< 光體 > 的頻率，是 < 五元合一 > 的；也是地、水、火、風、雷五大元素同時合一。

　　從生命本源系統來淨化我們的肉體，將肉體層升級到 < 肉體 + 光體 + 液體 > 的層級。也就是將我們的生命 從以前的 < 肉體 > 意識 - 提升到 < 光體 > 意識。

　　光體層就是 < 肉體 > 的一個 < 同源 >
　　< 意識層 > 就是肉體的 < 創造源 >。

　　從光體層 開始淨化我們的 肉體。光體層就是 < 肉體 > 的一個 < 同源 >;< 意識層 > 就是肉體的 < 創造源 >。所以我們在肉體注入什麼意識，就出來什麼 < 相 >。也因此 凝練自己的 < 光體 >，就可以淨化自己的 < 肉體層 >。

高維能量 + 振動 + 頻率
= 產生一個 高維的結果
= 產生 - 個高振頻的身體。

人類的身體進化是有序的，有跡可循的，有方向的。

總的來說，人世間最重要的進化方向 - 就是 提升、積累 < 道 & 德 > 的能量，在大道中 運轉 我們的 < 意識體 >，強化 < 乙太層 >，不斷的 精煉我們的 < 肉體層 >。

我們 < 意識能量 > 的高低，決定整個 < 生命層次 > 進化的高低，最後決定我們 < 肉體層次 > 健康的高低，也決定我們生活、生存能力的高低。

如此 < 身心靈合一 > 就是在提升我們未來面對挑戰的能力。未來有任何挑戰時，我們內在的 實力 & 能力 會是我們的助力 。

此外，學習掌握這些還不夠，萬一我們在心力上過不去，無法面對災難的抗壓能力；所以，一定要訓練我們 心的強化能力，增強心力，對未來挑戰的從容能力。最後才能達成我們的生活圓滿，健康幸福。

八‧光功體系

光功的到來，是一個具有時代意義的里程碑。

光功體系是一個很龐大的系統，也是很奧妙的體系。整個系統融匯了儒、釋、道三體系之所長，例如 < 黃帝陰符經 >、< 黃帝內經 >、< 醫道還元 >，或 < 太乙金華宗旨 > 中都有光功的奧義。

光功體系連結著 - 整個大自然 & 宇宙萬物，它在 <全息宇宙 > 能量科學的基礎上，開啟高維度宇宙能量的運用。

物理學有給 < 物體 > 做功，產生能量。對於給 < 光 > 做 < 功 >，人體的運作 - 從 天人合一的宇宙天體運行，小到人的五臟六腑。在峨眉銀鈔元 心師的頓悟下，有著非常專業的功法、心法。然而，目前我們只掌握了一小部分，還沒有完善。

　　宇宙的運行是生生不息、自體循環、無限循環 的能量狀態；而人體也是一個生生不息，無限運轉的狀態。

　　每個能量細胞都是一個獨立的個體，它可以獨立地自動散發能量運轉，生生不息、無限循環、無限運轉；也可以不斷的演變放大放小，其大無外 其小無內的狀態。

　　日常中，我們看得到的是－顯能量，看不到的是－暗能量。科學已證明的中子－ 粒子之所以能生生不息，是因為它有一個 暗能量系統、暗物質系統。

　　科學家觀測發現的這個 隱形暗能量系統，叫做 <
環形能量場 >

　　永動能源、無限能源 在我們生活中是存在著，但是目前沒公開出來。

　　物質界中，最快速的能量就是 < 光 >，光速最快。我們的物質身體 - 能量體，通過光功的不斷運作，會產生光子。也就是說：整個光能在光功的運作下，可以開啟我們的光體能量。

　　在 < 內動功 > 系統裡，一念即達，像 < 量子效應 > 一樣。只要動心起念，或觀想或做一下手勢、手法，就會發現自己身體的能量很充足。

　　古書言：天地 & 人身 無非是 < 同源而異用 > 罷了。天地同源，天地皆是由 < 一炁 > 而來，由天地的原始能量，太荒之前洪濛未判的那個一點 < 靈光 > 生成。只是在這個世間，人體是一個以肉身的方式、在這個天地中行使小天地的體驗。

光的體系，也是 < 心 > 的體系

　　光的體系，也是心的體系。我們只是在氣功的基礎上給他一個名字叫做光功。所有的功法運作都是使用 < 光 > 的能量，但 < 意識 > 還是在 < 心 >，是一個 < 心能源力 > 的功法，我們走進了一個新的 < 心 > 時代

心時代‧新身體

心 - 承接天地能量的工作。心力強大的人，才能把智慧 & 願力 - 轉換成動力 & 實現的能力；也才能在生活中彰顯源力。

人若有一腔之正氣，與天地同練，那一點靈光，強化它，不斷深化它，把這點靈光練成 - 有如自己的身體般，時時巨大。當 < 氣滯血瘀 > 時，< 光子 > 可以與體內的 < 基本粒子 > 共振調頻，推動脈道的運行。

光功運作，最初是需要借 < 天地之光 > 來運化身體，喚醒天光一炁的元宇宙。運用元宇宙的能量，最後回歸於肉身，練就身心雙修，這才是其中的奧義所在。

換句話說，它可以激發體內潛藏的能量，從體內直接產生暖熱，進而通過脈道 達到全身，提高體內的溫度，加快體內能量的運轉，快速從體內排濕、排寒。將體內所有的消極、負面的能量轉化為積極 . 正面的能量。

　　它不單是動靜結合的，更是心靈相通的。它是我們身體、心靈、靈魂，內在、外在的核心，甚至先天、後天 - 身心雙修的根本。在天人合一中，超越自我，繼往開來，達到自信圓滿的自己

　　在整個過程中要保持覺知，要錨定內在的頻率。最重要的是 - 要有膽量跟隨自己的心靈 & 直覺。愛護真心，正心正念，就是一個人對自己生命的最好尊重。這個博大精深的光功系統，功法是大道至簡的，你 < 心 > 開了的時候，提升是非常快的。但你心理面沒有去練習，就不會改變。

　　真的學起來很簡單，雖然這麼簡單，但很多人一輩子卻都找不到這種至簡的門路。

光功啟動

所謂的光功啟動,是意味著我們的 - 意識系統、能量系統、境界系統 & 全息系統的全面的啟動。

我們的每一個意識念頭,都在驅動自己整個 < 生命系統 > 的運轉。就好比是手機開機,開機之後,手機的所有 < 功能 > 就開始運轉了,整個手機 < 後臺 > 的系統全部都在運作了。我們人體是一個智慧的生物機體,所以更需要有這種智慧化的 < 意識體 >。

唯有意識、能量、境界提升了,我們才能與這個世間的高頻能量共振;也就是與我們所說的 < 電磁波 > 不可見光的部分共振。

整個世界就是一個 < 頻率 & 振動 > 的世界,需要我們的 < 能量 & 意識 > 來催化。所以提升意識 & 能量,經過我們的頻率 & 振動,才能創造全新的境界。

功法是跟著一個場能,一個同頻共振;所以面對面一起練,能量會特別強大。當能量振頻提高的時候,所有你認為的事情都變成小事情了

整個宇宙的真像是 — 能量、振動、頻率。

在能量的世界裡，如何把控自己體內的能量，運化身體的生理系統呢？

首先，身心意識開始超越身體層面的運作，開始向宇宙空間運行；掌握宇宙全息的科學原理，開始運用宇宙的量子場域。當你練出來的時候，內生的核電系統也自動循環起來，內在的自身能量循環系統也起來。你就有一個自動的發電機，永遠生生不息的供你使用；有內在的循環系統 & 宇宙的無限循環系統。

這是意識、能量、頻率的共振。光功體系將最高的意識、能量、境界融匯一體，應用在生活中，成為我們生命中最好的陪伴者。

生命是一步步上臺階的過程

在練功中保持神清智明的方法，就是要在一動一靜之間，調動 - 心神歸位 的意識 & 能量。

用光功能量就不會昏沉欲睡，也會讓人專注於 < 元宇宙 >；以極動而至極靜，達到極靜 - 至虛極，守靜篤的狀態。中間是有一個過程的，但大多數人，就把這個靜當成了道途，當成了中間過程。

就好比燒開水一樣，當開水達到 100 度的境界，才會咕咕咕的跳動起來。這相當於我們達到 - 致虛極而守靜篤的最高境界。但燒開之前 需有一段時間 - 不斷持續加溫；這個過程是在不斷的助能做功，達到 100 度才能燒開。致虛極守靜篤也是如此，它是一個結果。

以極動而達極靜之中，方能把妄念全部消除，最終升騰屬於你的氣血運轉 & 精氣充盈。如此，就不會有死氣沉沉的狀態，而是進入到百脈如春、大地回光 - 精滿氣足神旺的狀態。怎麼做都不會覺得昏沉，反而會越做越有能量，越做身體的能量越強，意識的能量也越強，元能的能量也就越強了。

需要先找到這個光功的中心，為人處事要有頂天立地之心，做任何事物都有那個根源。

量子糾纏是非常神奇的。如果每個人都能找到那個＜元宇宙＞，就不會受外在能量的影響。同樣的，生活中遇到事情的時候，也時刻回到元宇宙來，不被影響；因為萬事都來練心的。

也就是說 - 在＜意識＞上做，不如在＜能量＞上做，更不如在＜境界＞上做。最終目的要達到 -＜意識＋能量＋境界＞同步運轉。

往往，我們頭腦上知道很多大道理，但就是做不好；知道所有的哲學，但活不好這一生；因為那只著重在意識層面。所以只擁有 - 高維意識的人 - 是上個時代的人了。上個時代的追求 - 就是＜高維意識＞，而這個時代是＜能量時代＞，那就需要＜高維能量＞。

需要高維意識＋能量的結合，才能形成了我們的高維境界，所以接下來的世界會是一個以能量為主導的合一境界。

進入功態狀態

光功體系裡有兩種情況，一個是有意識的練功狀態下 < 入定 > 的，就是一種冥冥然然、混混沌沌的狀態。此時是自己的氣血已提升，同時意識 & 本源的高頻能量同頻，整個人進入 - 入定的狀態，這個叫做混沌入定。此時身體是暖和的，感受通體溫暖的。

另一種是昏沉，代表著整個意識頻率 & 能量頻率沒對焦，意識可能在其他的能量上，比如說請神、佛、師父加持的能量層面，就可能會進入到這個意識裡，身體是比較寒涼的體驗為主。

此外，另有一種身體寒涼的狀況，就是通過混沌入定的高頻能量振動之後，身體向外釋放的寒涼之氣、寒涼之液體，也就是所謂的排寒、排濕。這種感覺與前面的感覺不同，例如光，在光裏面得到的這個寒冷 - 是感受著身體從內而外生出來的。光 把寒冷往外擠，往外排的那種感覺；是由內生的太陽從裡面照出去，所以排出去了。此時皮膚很冷，甚至骨骼也很冷，但是你的內在感覺是暖和、清明、有能量的。會感覺一次比一次更好的狀態，這個就叫排寒期。

　　排寒期過完了之後，身體就進入到 - 骨髓寒氣退盡，陰脈全消。這個時候排寒、排濕、排氣、打嗝這些現象完全消失，就進入到純陽狀態。這純陽狀態就是真正的通體光明，百脈流光了。

　　所以靜坐、打坐練功，不是說坐著坐著大家的層次就一樣了，你在打坐，我也在打坐，但是兩個人的境界都不一樣。一個練的是陽神，一個練的是陰神，兩個人的意識層級不同，呈現出來的境界也不同。

　　我們人身的生命狀態，其實是由元神 & 識神相輔相成的。在人投胎之前，元神 & 識神本為一體，稱之為天光一炁，太乙含真之炁。

　　當它開始生成我們人身的時候，與天地相接，與父母之氣相接，就產生了陰陽而分化。陰陽分化之後，一半成了我們的元宇宙，位居中宮方寸之內不動，如如不動；一半成為我們的識神，居於肉身，演化成肉身的各種形態，比如 色聲香味觸法，還有心肝脾肺腎。這些肉身的能量都由識神來主導，同時肉身的能量在不斷的生成；而元宇宙的能量就在方寸，如如不動，就需要我們去覺知、喚醒。

　　換句話說，今生得人身者，就是因為我們具備元宇宙 & 識神的能量；具備肉身、肉胎、凡身 & 元宇宙居中的能量。因為擁有這個能量了，才能超越原來的層級，達到我們所說的大道平衡。

　　也就是我們人類的肉身 + 內在的德行 + 外在的德行 + 光體身 同時落實在人間的生活中。

　　天地看人 就像朝生暮死的蜉蝣一般，今生來生，生死就是短暫的一瞬間。而大道看天地，亦如泡影一般，萬物生命的存在都是很短暫的。我們所說的這個天地，指的是我們意識能量存在的這個維度，生命存在的這個維度的天地，而不是大道。

　　天地大道是恒久不變的；而天地有生存，有運化。天地也有腐朽破壞，日月生轉，不能持久，跟人是一樣的。天地看人很短暫，大道看天地亦很短暫；但什麼東西才是一直存在，不會消失的呢？

　　那就是我們生命的元宇宙真性。

　　我們人生由一點靈光生成自己的元神 & 識神，元神守住本心，讓自己不忘本心而方得始終，而識神去創造外物，讓我們外界豐盛而不斷回光於內在，內外兼修。

我們所說的元宇宙，就是我們內在的元精、元氣，元神 生命本源之能，提供我們生生不息運轉的能量，使我們青春永駐，保持年輕狀態。我們通過識神在不斷地向外釋放能量，這種向外釋放能量，就是識神的顯化。

元神 + 識神 = 精神
暗能量 + 顯能量 = 肉身
= 陰 & 陽和合之能量

最終通過我們的光功、內功、心法、秘法調動元宇宙，去喚醒真正的識神歸位的能量，把識神的能量同步加強，再回歸於肉身裡面的五臟六腑，使內在精滿氣足神旺 達到一種平衡狀態。再通過回歸我們的光功、內功、心法裡，開啟 - 元宇宙的方式去練功，你會發現整個人的身體能量真的會快速提升。

然後整個身體的意識，身體的肉體不斷的更加精純，而且身體的體力更加強大，心力更加強大，精神能量更加強大，達到我們所說的＜天地人合一＞的能量狀態。

　　所以練功的過程，也是合一的狀態。氣脈 & 光脈合一，血脈 & 骨脈合一。生生不息的運化經絡，經脈 & 整個我們的 < 合一之光 > 合一，全部都在合一之中運轉。如此，身體即可達到 通體光明、百脈流光而陰神全消。那些不屬於身體高頻能量狀態的，不屬於魂 & 魄的能量，那些陰濁寒涼，風寒濕毒的能量就會自動排出體外。就像內在的巨大能量，不斷的向外沖刷，洗刷不乾淨的那些肉身，最後讓肉身回歸於真正的 < 魂魄合一 > 的狀態，元神、識神 回歸 < 元宇宙 >。

　　我們的肉身就真正成為 - 元神、識神之鄉，而不是那些風寒濕毒之鄉，也就是真正成為一個純陽之體，意識到生命大道之根本，而不是一個凡胎肉體。

　　光功的功法 & 禪宗之不同 - 在於禪宗之靜 只提升境界或意識；而光功是可以直接印證的，你達到哪個層次，就可以印證你成為了什麼樣子。如果你的視野是在低谷，那麼你運用的光功就是低谷。如果視野在高峯，那你運用的光功就是高峯，它是隨著我們的 < 心 > 而轉，境隨心轉，一切都由自己在創造的。

　　我們可以單純地運用光功在身體上，單純用光功在能量上，或在高維智慧、才華上，也可以運用光功在覺知上，開啟更高的生命體驗。所以光功可以帶我們去任何你想去的層次；你在什麼層次，光功就被你用在什麼層次。

　　禪宗體系是無為而治的，讓我們以純淨無染、心空澄明 為最高境界。但是在光功體系裡是有竅門的，需要我們在練習的過程中，動靜相接，心心相印，也就是你的每一次念頭 & 呼吸 產生的相應頻率，即是一念一光明，一念一心生。這種心神相印，心心相惜的感應出來，就會達到統一、協調。禪宗的一念一眾生，就是光功裡的一念一光明，讓整個念頭全部消失，只剩下呼吸，一呼一吸只有光明，什麼念全部都是光了。

　　這些有為之法，比如心懷天下、天人合一、頂天立地、利益眾生，口訣裡面所蘊含的功法、心法，借用這些來達到最高境界。

　　如果不懂得功法的，就可以通過耳目之光來練習。比如觀想每一次呼吸，耳朵可以聽到呼吸聲音；或觀想每一次呼吸時，眼睛能夠看到光明；或觀想每一次呼吸，心念可以感受到這個光明。

　也就是 從眼 - 耳 - 心的層次，慢慢的由淺入深，讓自己身心安定，這個時候就叫意 & 神相應，氣 & 心專一，心 & 神同步的狀態。這個過程，你一定坐下來；不會光功的人就按這種方式。

　我們每個人都是來自於生命本源的元光，元光再幻化了元神、識神，它在我們身體裡面通過元神、識神的合一，調動出了元光的能量。

　元神、識神合一 就是光功的功法系統。光功的功法系統、心法系統、秘法系統，當這個能量統一調動起來，就會感受到很快直達自心。自心能量一啟動，元神能量，天光一炁的真元能量，這個叫元宇宙。這元能量一啟動，與我們宇宙本源的真元系統 產生量子共振效應。這個量子共振就可以讓我們簡單直達，不假外求。

　簡單的說：元宇宙 < 真元 > 的能量 加上 -< 愛 & 光 > 的至高能量，在身體內部運轉，這就是 < 光功體系 >。

　光功在實際運用上 - 與元光愛、元宇宙同時運用，表現在元光愛、元光愛功夫茶、高維食光闢穀上。以下有簡略的介紹

九 · 元宇宙

　　元宇宙近幾年 < 被連結 >、被應用出來，這是人類 < 集體意識 > 的反應。人們的 < 集體意識 >，產生了 < 人 > 的 < 載體能量 >，超越天地之道。這正代表著一個新時代的來臨。

　　這是一個應用元宇宙能量的時代，也是運用光能量時代。

　　從 < 陰陽學 > 來說，如果將萬事萬物稱為陰陽的運轉，那麼陰陽的臨界點稱之為 - 光。光的波態和粒子態，可化身為陰，也可化身為陽；因此物質可以通過 < 光 > 這種介質相互轉換，轉換成陰的存在，或轉換成陽的存在。也就是轉換成 - 顯性的粒子態，或轉換為不顯性 - 陰性光波態。

　　我們都知道，孤陰不生，孤陽不長。陰陽是相互伴生的，陽極能生陰，陰極能生陽，陰陽之間是相互轉換的，而陰陽中間的那個物質，我們稱之為 < 元宇宙 >，是個元極態。它所存在的狀態，其實就是通過光這個仲介物質來完成，也就是從陰到光到陽 (陰 - 光 - 陽) 的一個轉換。

光是 < 陰陽互生 > 中間的那個產物。另外，還有一個更高維度的陰陽，那就是我們所說的 < 乙太體 > 和 < 意識體 >。

乙太體的能量是直接作用於我們 DNA，而 DNA 是由意識體來決定的。那麼，意識體的能量是由什麼來補充呢？由我們的 < 心 > 來補充。如果我們的心能夠不斷地對我們的 < 意識 > 下達指令，那麼意識將會影響整個 DNA 的排序，最後影響光體層。因此，最本源的能量，回歸到了我們的 < 心 >。

而在 < 心 > 之上，有一個 < 元宇宙 >，也是元極所在、是太極的中心。這裏不受天地制約，只有和平。

科學家證明：在絕對真空當中、有一個強大的 < 真空零點能 >，比任何空氣中的力量都強大。

　　這相當於宇宙在 < 天地未開 > 渾渾沌沌之前，整個宇宙只有 < 空性 >，產生 < 天光一炁 > 之後，那一點 < 真元 > 的暗能量，就是原始虛空中的先天一炁所在。是創世根本的那個 < 天光一炁 >。從虛空中來的先天一氣，創造萬物，是萬事萬物之本。

　　在光功體系裏，對這個 < 真空零點能 > 的原始真氣，達到某重境界後，身體內部的大藥、大熱升起，可以鍛造身體的 < 元能 >、生成真正的 < 元光 >。在無念無想的過程中，生成的那個一點靈光，那就是真空零點能，也就是最近爆紅的 < 元宇宙 >。

　　元宇宙是 < 元始 > 的另一種表達，元能所在。元宇宙從不同面相也稱為元極、元境、天心、天元、真元所在處，較常用的是 < 元境 >，生命本源之境；是造化 < 三生萬物 > 的能量。

　　中正和平代表 < 元 >，元極之中，沒有陰陽，沒有愛，沒有光，沒有黑暗或其它任何二元對立的法則，就是 < 空性 >。之後，產生無極，故有 < 無極 > 生太極，< 太極 > 生兩儀，< 兩儀 > 生四象，最後生萬物。

　　元宇宙沒有陰陽二元對立的法則，沒有純粹的光明 & 黑暗。但是當有了 < 意識 > 就產生光明，這就是所謂的 < 神 >。神這個字的寫法就是：一個 < 示 >，一個 < 日 >、中間一豎。日（曰）代表太陽或 < 意識表達 >；中間一豎，示現中正和平的光明或精神。當產生了 < 神 >，太極、陰陽就產生了。

　　人體的神經系統本身就是 < 元 > 的化身，神經系統本身的能量就是 < 元 > 的能量。

　　太極的 < 元 >，元宇宙之心也是一樣，它需要一個高精專注濃縮凝聚力，變形成一個精純的 < 元能 >，這個精純的元能，既可成為我們 < 重建生命的磁場 >&< 改變生命識能 > 的 < 核心動能中心 >，就像 < 核動能 > 一樣。

　　能量在 < 元宇宙 > 中運轉，才不會消耗掉五臟、元氣、元神的能量。開啟元宇宙，不是靠意識創造的。我們不在 < 意識 > 或 < 心神 > 下工夫。

　　換言之，我們在 < 身中之身 > 練功，因為我們的這具身體以 < 精、氣、神 > 為基礎，元精 & 元氣相合之後，才能形成 < 虛空境 >，在這個 < 虛的能量 > 裡才是真正的 < 創造本源 > 的能量。

練功的目的在於讓身體達到極靜，由極靜中生動，由動中反歸純陽，練精化氣，練氣化神，練神還虛的這一重境界。重新創造我們原始無極態，生成我們先天一炁，也就是真正的回歸于生命本源。

當呼吸開始進入到延綿不絕的狀態，怎麼吸都吸不滿，怎麼感覺都吸不滿，達到內呼吸的狀態。這個虛靜進去之後，會感受到裡面有無窮的 < 真元 > 之氣。這個虛的世界裡，就是這個無窮無盡的 < 元能 >，就是元宇宙的世界。

西方聖經裡說：神創造世界，這是真實的，只是這個 < 神 > 並不是他們所指的那個 < 教主 >。就像中國的道教，大道生化天地，張天師創立了道教，因此張天師是教主。老子是道祖，黃帝是道尊，元始是天尊。但他們都不是造物主。

造物主是萬宗歸 < 元 >，萬法歸 < 一 >，無所不是。不是某個人或某個形態；而是 < 意識、能量、頻率 >

的與 < 光 > 同存，中國老祖宗強名曰 < 道德 >。

呂祖也說：自然曰道，道無名相。整個身心，其實大道 & 虛無為體，所以 < 天心 > 是無處不在的；就是告訴我們 < 空 > 無所不在。

我們透過兩目可以看見日光無處不在，但是天空中那個太陽才是光源。

比如說，我們用手電筒照光到牆上，牆上有光，但牆上不是光源所在；手電筒才是光源。但大多數人都會誤解 - 天心在兩目之間。如此人們就會昏昏沉沉，頭暈腦脹，最後達到神識不斷飛天，但肉身不斷沉淪的階段。

當我們領悟到了那個 < 道之虛無 > 的時候，就找到了源頭本源的元宇宙世界了。

所以元宇宙是在空性裡，空並不是什麼都沒有，而是包含了一切，無處不在。

每個人生都是一個宇宙，而每個人都在自己的無數個 < 平行宇宙 > 中切換。

在這個世間，< 人 > 本身就是一個造物主。人類元意識、萬物意識、集體意識、集體潛意識、人類潛意識、顯意識等等，與各種宇宙能量、一起振動出不同的頻率，形成不同的形態，共同在創造著這個世界。創造了我們當下這個維度時空的所有物 - 固體。

作為造物神的人類，其實在地球上，是最高級的統治者，創造了城市、房子、車子、科技，創造了各種各樣的事物。對於萬物來說，人類就是一個造物神，但人往往沒有認識到自己是個造物神。

宇宙是 < 光 & 愛 > 的源頭。將元宇宙的能量運用在人類的肉體上，運轉 < 與道合一 >、< 與天合一 > 的 < 愛 & 光 > 的能量，就是 < 生命本源 > 的 < 元光 >。元宇宙無處不在·當我們運轉自己內在的元光、元能、元氣、元神的能量時，就是在運作 < 元宇宙 > 的能量；也是在運作我們光體層的能量。

練功時身體必須在 < 元宇宙 > 中運轉，才不會消耗掉五臟元神的能量。這種從 < 氣脈體系 > 升級到 < 光脈體系 > 或 < 經絡體系 > 時，身體就升級到乙太體、光體的能量。

當氣脈 & 光脈合一，血脈 & 骨脈合一，全部都在合一之中運轉，人體整個頻率就會自動提升。當身體的頻率 & 火元素的能量頻率共振時，身體內部的 - 風寒濕熱毒將會自動消除。

當我們轉換意識，發揮 < 愛 & 光 & 和平 > 的能量。從 < 元宇宙 > 的 < 其小無內 >，< 其大無外 > 來調整，人體的健康是輕而易舉的。運用元宇宙的 < 中正和平 >、< 不偏不倚 > 的能量在健康上，需要加上宇宙間最高能量 -< 愛 & 光 >。如此可以將 < 身體 > 從陰極體質變成陽極體質，把 < 思想 > 從負面的陰暗思想變成正面的光明思想。轉換意識，發揮 < 愛 & 光 & 和平 > 的能量，從元宇宙其小無內，其大無外來調整，人體的健康是輕而易舉。

當然，每個行業都有它的價值和存在的必要性。

醫學界科學界沒有辦法處理或解決的時候，可以利用 < 元能量 >、< 元宇宙 >- 宇宙源頭的能量來處理。簡單、直達、快速。

十‧元光愛

　　萬物發展的根本叫做 < 元 >; 從 元 之中分化出來，對人稱為 - 意識，對宇宙生生不息的能量稱為 - 愛。

　　光與愛是一個維度、一個次元；是宇宙運轉的規律。

　　元光愛，通常與元宇宙、光功系統同時運作。

　　元光愛這個高次元領域的心靈科學，是峨眉銀鈔元心師獨創的光功體系之一。它融合乙太流光技術、自體循環能源、旋光錨定科技，讓身體直接使用 < 元宇宙 > 光的能量，由上往下聚焦在我們的體內循環系統、身心能量的調頻。

每個人各是一種頻率。

科學發現：宇宙萬物 皆由不同的波動頻率組成 。

振動頻率越高的，它所呈現的狀態就越輕盈，例如氣、光、音、波、磁。能量振動頻率越低的，它呈現出來的狀態就越穩定。例如人體、動植物等 我們眼所能見的固體狀態。

那麼決定這些 物質能量 存在狀態的是什麼呢？

是意識。科學家證明：人類的意識 可以改變物體的存在狀態 & 它的能量振頻。一旦開始使用光能，就動用到量子能量。量子的屬性包含糾纏、疊加、共振。用光能具備的屬性 共同調頻、共振，非常快速。

當人體能量 & 宇宙能量同頻共振時，由上往下啟動生物體的 DNA 系統 & 肉體細胞能量，以及人類集體意識領域的健康問題、身心靈潛能。結合專屬的手法、功法、心法、啟動人體細胞的本源之光，提升五臟六腑的頻率。當細胞能量飽足，，體內低頻能量 所產生的 寒、濕、瘀、堵、等不適 就會自動排掉。

然而，身體健康 受 心理的影響。

在 心理方面，當人們感受到 愛 & 生命的歸屬，當身心安 & 合一時，就能在人 & 人的 < 磁場電流 > 交流中，發揮 強大的威力 。實操實踐、活學活用；越用功能越強。

愛因斯坦的老師 量子之父 - 伯朗克的百年著作 < 量子理論 >- 完全融於元光愛的體系中。既在身體的肉體層、也在液體、氣體、還在光體、意識體層面，以地、水、火、風、雷 & 金、水、木、火、土等大元素，運用宇宙間的 能量、振動、頻率 & 色、光、音，實實在在的應用在身體健康上、人際上。

它不受時間、空間、種族、信仰、國度、區域等限制，既可通過遠端運用，也可用近程手法親身體驗。

在過去的時間裡，我們見證了

數以千計優秀學員的蛻變，和無數的奇跡顯化。這是元光愛心靈科學之魅力所在。

接下來談高維食光辟穀

人類的飢餓，通常來自三個層面：

身體、頭腦、心靈的。

大多數人以辟穀作為減肥、瘦身、降三高、調節機
體平衡，排毒養顏、修身養性的方便之法。

我們身體的飢餓，通常是一種慣性、且饑餓感大多
來自頭腦 & 心靈，導致身體不由自主的進食，來滿足
頭腦 & 心靈的空虛 & 無聊。

頭腦 & 心靈 的飢餓 更大於 身體的飢餓。

要克服身體的飢餓，我們必須 < 餵飽頭腦 > 或 < 放
空心靈 >。當克服了頭腦 & 心靈的飢餓，控制食慾是
件很輕鬆自然的事。

通常，我們吃食物轉化為能量，利用食物中的碳水化合物，在細胞轉化之後才能提供能量。而食物本身是一個中間體，會經過中間很多過程。每當我們吃完一頓飯，我們的胃部、內部脂肪都會有輕度的發炎。雖然沒有達到醫學的病症，但身體內臟的脂肪細胞不斷的膨脹；越不動、越膨脹，炎症就越嚴重。

當我們在消化這些食物的時候，整個身體會用一部分生命的源能，以及生命的氣血來消耗這些食物。

我們都知道，人體最重要的第二個能量體 - 稱之 氣血層。就是血液循環這個體系。食物要通過氣血的運轉來消化，所以吃適量的食物可以 我們身體補充氣血。 但是吃大量的食物會讓我們的氣血受滯；消耗我們更多的氣血來消化食物，反而得不償失。

讓我們來看看自己身體的組成。

第一、是固體的 < 物質能 >。我們的肌肉骨骼 - 是碳基元素組成。當燃燒之後，它的結構分子會變成碳元素。

第二、是液體層。我們整個身體 70% 以上都是由液體組成的，如水份、血液等。

第三個層次就是氣體層。這是我們氣血運轉、精、氣、神運轉的一股生生不息的能量。

所謂人活一口氣，當氣消失之後，這個氣體層將不復存在。所以在解剖學上，是看不到、也檢測不到氣體層的存在。

食光的方法很簡單，直接利用光 - 將自己的生命源能 啟動。當 < 身心 > 意識合一時，生命的能量會真正的被開啟；通過這個方式調整自己的 身心意識能量。

體內能量飽足，就不會有飢餓感。也就是說內在身心能量飽滿起來，就會自動辟穀。當身心能量自動進入不同的狀態，身上的毒素會自動排出，靈性能量會被開啟。

辟穀其間，可以選擇吃或不吃，不受食物控制。

如此，不再因為餓了而吃，不會對食物有缺乏的恐懼感。當這個影響生命的食物都不再對你重要了，< 生命 > 就進到另外 < 新的頻率 > 了。

辟穀不單是表面的斷食絕穀的養生方式，更不單單是減肥排毒的時尚潮流。它同時也是 健脾除濕，提升陽氣最有效的方法。

有系統的學習 - 高維食光辟穀，包括高頻率的光功功法，是一個很實用的普世之法。

食光的方法很簡單，但意識 & 身心靈 & 源頭的深度連結，洞見靈性 & 生命的力量，也能夠更讓我們去彰顯 & 表達我們的自性圓滿。此外，細胞會被光化，內生之光的能量被自動喚醒，DNA 系統、脈輪系統、身心靈的疾病系統會被康復。

總之，辟穀是自然而然的，不需刻意去做。在能量升級的同時，改變我們的生活、生命狀態。它如此簡單、真實、自然，卻能讓社會得到成長，地球家園得到保護。

接下來談 元光愛功夫茶

元光愛功夫茶是光功體系之一。

它不賣茶，也不是茶藝功夫；而是在人的內在做功夫。以茶入道，直歸身體本源，將奧義融會貫通於一杯茶水中，達到五臟調和，陰陽平衡。

它的理論依據是來自於中醫 & 傳統文化中的黃帝內經。它更通過五大元素、五大元音 & 五大臟腑器官的和諧共振，再通過我們科學理論 - 電磁、聲、波、色、光、音的能量振動頻率和諧運轉，就啟動了我們整個身體的有序的合一能量，也稱為生命本源的能量。

　　它具備了黃帝內經裡 - 五臟六腑的元素 & 五行能量對應的頻率，& 五音能量對應的聲波。是一個 < 天人合一 > 的科學。

　　元光愛功夫茶的本質不是治病，它引領人走向內在，提升五臟六腑的元氣。讓經絡 & 氣血通暢的同時 - 提升了身體的免疫力。

　　健康是來自於 自然而然的狀態，是自己內在的能力提升。

　　目前來說，我們將光功容於茶中 - 提升我們的免疫力，或說提升我們自己內在的功力；都在印證一件事實。也就是 - 練光功者的抵抗力 & 免疫力，在疫情期間都是快速過關，快速升級。

　　有這樣一個正能量的守護，相信我們在面對任何挑戰的時候，都能夠很從容的應對。

這不代表我們就百毒不侵了。

它只是告訴我們，我們在面對事情的時候，比普通人更容易把握方向。如果沒有這套功法的話，一般人的心緒是無明的，很容易被恐懼能量所駕馭了。

功夫茶除了滿足我們生存健康的需求外，還能滿足我們 < 生活的需求 >，讓我們在生活中吃得好

住得好、穿得好，心情好。也在我們 < 生命成長 >

上 - 獲得智慧，讓我們生活在一種高維生命的智

慧裡。更讓我們 < 被尊重 >， < 有自信 >、還 < 才華展現 >，讓我們能夠在被世人 < 接受 > 的狀態下，腳踏實地的活著，為社會服務和貢獻。

最後就是個人價值 -< 自我實現 > 的需求，從生命成長的需求，到能幫助他人生命成長，實現個人價值，造福人類，服務社會。

十一‧你要老人癡呆都很難

現今的社會變化非常快，只有邏輯思維已經無法適應這個新時代了。

因為萬事萬物都有無限的可能性，為了更好的去應對急速變化的現實的狀況，所以我們需要有一種彈性靈活思考的能力，也稱量子思維。

人體是一個巨大的生物電能磁場。

身體內部的＜細胞＞是帶著＜電子＞的；可以經由我們所散發來的＜磁場效應＞，而影響自身或他人。

我們身體的＜聲、光、電磁波＞，其實也包含心理波 ＆ 腦電波；而心理也會影響身體內部分子細胞的振動頻率。

當代能量治療者或能量大師認為：

所有的疾病都是能量、振動、頻率的不和諧所引起。

以往的能量療癒 - 是藉由設備 & 其他的載體，來進行能量的轉換 & 療癒。現在 21 世紀的療癒基於我們身體的 < 生物磁場 > 發送的腦電波、心電波，調整我們的身心意識、頻率，進而產生的健康結果。

真正的健康是 - 調整我們的身心意識、頻率、振動狀態，與元宇宙的能量頻率一致。

倫敦的計程車司機 必須記住 2 萬 5 千條道路，才能取得執照。很多人 從記不住 到 1 萬、 2 萬條，最後積累成了活地圖。

對其大腦掃描發現：海馬體中的 < 灰質 > 變厚了。許多人認為 < 灰質 > 越厚，大腦越健康。 所以從這角度上來說，人的大腦是可以重塑的。

重建 - 大腦 & 身體

顧名思義，人類的 大腦 & 身體 可以重建 - 更新的。也就是打破大腦的固有思維的狀態下 ，讓身體自動運轉。

人類的身體是 - 多維度的層像，包含碳元素物質層 - 肉體、骨頭、水元素 70%，還有能量層 - 也是經脈、光絡層。這屬於 氣 & 氣光 同步運作的層次，也同時結合身體、心理、靈性成長等層面。

老人癡呆 在中醫認為是肝、脾、腎的問題。西醫認為 是大腦老化、退化，大腦功能受損而引起的活動障礙。也認為與 高血壓 & 高膽固醇 或 長期鬱鬱寡歡 有關。

在能量的世界裏，沒有 < 退化 > 的字眼

科學越發達，人體的毛病越多。

無論老人癡呆被歸因什麼，當人們懂得運用 < 元宇宙 > 時，所有被稱為 退化性的不適， 例如：腦退化、膝退化、、等都可以藉由 自己的 < 充電充能 > 回到健康。

我們的健康狀態，取決於自己內在的生命能量、頻率狀態。唯有調整自己的意識想法，才能改變頻率、振動。這世界都是 < 能量 >、< 振動 > 和 < 頻率 > 形成的。

因為每個人的內在都有一份強大的力量，只要你相信，就會在短短的時間內重拾生命動力。不抱怨，只關注你所要的未來。

通常，我們認為快樂的能量是理所當然的，而去關注負面的能量，忽略了負能量是身體病症的原因。

　　人們習慣忙碌於影子上的症狀，每每看到那麼多人在排隊看病，心理還是挺難過的；明明自己體內就有這麼好用的東西，為何不用？而去受那些苦。後來想到 - 每個人到地球來，要體驗的不一樣，也就釋懷了。

　　其實，我們內在就有 < 聚能中心 >，就是我們 < 元能 > 所在之地，也是我們所有純粹的 DNA 所在之地，而這個 DNA，就像是我們 巨大的 < 神經元 >。

　　如果說大腦是神經細胞生長的地方，那麼 < 元能 > 所在地 - 也擁有一個大腦。但是，這個大腦並不是我們的 < 肉體大腦 >，而是屬於 < 高維 > 神經、智慧、能量、< 高維能力 > 的大腦。當 DNA 啟動之後，它的生長就好比是我們人體的另一個腦袋。

　　那為什麼細胞內的 DNA 沒開啟呢？因為你的電池供應系統不夠，你的 < 元能 > 不夠。這些原本只能供應身體基本生存需求的飲食、住、行、等，不能供應我們高維 DNA 啟動的需求。因為一旦高維 DNA 啟動之後，是非常消耗身體的 < 元能 > 的。

如此，你的功能雖然大了，但是你的身體就會越來越弱；所以為了保護你的身體，它就處於沉睡狀態。

然而 ，我們的 < 元能 > 本身在體內 是可以不斷的凝練強大的。當人體內的 循環系統 & 宇宙的 無限循環 系統 共振時，除了腦細胞活化外，也可以 將人體內過多的 < 自由基 > 轉換成為 < 負離子 >；或肉體上，高度濃縮的腫瘤 轉換 成密度較小的 健康肌肉、、等等。

當你能量高了，肉體上所謂的療癒 就會自動發生。

活化腦細胞

中醫認為所有的病症都與情志有關，所有的喜怒哀樂悲恐驚都來到五臟六腑裡。每個人都可以喚醒自己 < 與生俱來 > 的內在本源能量，通過調動五臟六腑的能量，就可以完全掌控自己身體的頻率。排出不屬於自己體內本源的 - 風寒濕毒，達到自己內部運轉而生出生命源泉；完成了對自己生命的主控權。

　　當我們啟動能量層 & 宇宙能量共振時，五臟六腑完全更新充滿能量後，腦力就會越來越靈活。

　　因為我們的腦細胞是自發性成長的單細胞，當接受到適當的刺激，就會長出新的神經樹狀突。腦內的許多皺摺，當接受越多外界刺激，腦神經就越連結。

　　當你體內充滿能量，你想要老人癡呆都很難。

　　光功是調整腦波頻率，連結心靈 & 智慧的中心地帶。根據科學強化的訓練，全面腦波頻率的調整，左右腦的連通、心 & 腦的連結，強化內在的力量 & 全頻率的科學波頻，達成的直覺態，能量態，智慧態、療癒態共振的頻率，發揮出我們的直覺力、洞察力、判斷力、創造力等等全頻譜的身體頻率。

　　這世間是平衡的，連 < 病痛 > 的 < 幻境 > 都能創造出來了。你看到它了，就用 < 光功 > 去運轉、 提升生命元宇宙之光。不需要向外求，通過你自己的努力是可以達成的。但是必須放下療癒的執念，讓生命元宇宙的能量自動調頻，全然的交給 < 心 > 去運轉，心是最有 < 能量 >、最有 < 智慧 > 的。

在 < 波粒二相性 > 實驗中：

人體的本質都是光子和量子，量子糾纏都和 < 意識 > 有關。意識來自 < 心 >，心是五君之首，是一套光法。一顆心、一個願力，就可以取回自己內在的原力。

當我們把握能量振動頻率的奧妙，學會調動元宇宙的能量，運作宇宙空間中的量子場域，就能同步啟動體內能量系統，與宇宙 同頻共振，能量超強。

人類如果一直跟著疾病走，
永遠忙不完這上萬種疾病。

任何生物體，在受傷或不健康時，能量頻率相對較低 。心腦血管問題是因為血液循環不好、垃圾太多。

從量子科學的角度來看，我們的身體是由 細胞 組成的，而細胞之內是原子、電子，進而 質子、中子，最後發現是 粒子 & 波 組成的；細胞是 波動的能量。

所以，只要從元宇宙著手，當與元宇宙能量 < 同頻共振 > 的瞬間，就可調整頻率，回到健康狀態。

　　即使一個人的家庭，也可以掌握自己的健康，更不用擔心老後忘東忘西的問題。憂鬱的人是提升身體頻率，不是治療。感受自己的身體 會因 < 心 > 的運轉而改變。讓自己調到更高的頻率狀態，讓宇宙來運轉 。

　　誠如稻盛和夫的 --- 一切 < 始於心 >，< 終於心 >

　　你將有更強大的力量擁抱你自己偉大的未來，有尊嚴的面對自己的肉體，有尊嚴的活著。

身體一定有一個最本質的源頭存在

　　科學家、物理學家都說這個世界是由能量、振動、頻率構成的。身體是由不斷運動的亞原子、粒子組成，所以身體上的疾病會先顯現在能量上 ; 當我們的身體能量場發生問題的時候，就會在身體上出現不適。

　　當我們用 -< 療癒的意識 > 去接觸生命的時候，
　　生命永遠不會健康。

真正的療癒不在療癒之中，無為而為。

當我們意識到生命的 < 源頭 > 本質是什麼，生活的本質是什麼的時候，只需要直達那個本像 - 元宇宙，就能簡單、直達、快速地恢復健康。

身體本是個 < 投影像 >，身體健康的問題不應在 < 影像 > 上修正，而是在源頭；身體一定有一個最本質的源頭存在。只需要用最簡單、直接的方法 < 直達 > 元宇宙，我們的身體就會快速健康起來。

當療癒不再發生的時候，當療癒的意識不再豐滿的時候，我們的身體開始豐滿，源力開始覺醒。健康是讓我們回歸到 - 本屬於我們生命的源頭, 看到那個實像，從實相中讓身體快速健康起來。

只要堅持，就有奇蹟。

生命會進入一個完全不同的旅程。

升起你內在有的部分，才能共振

我們都是天地的寶貝，有智慧的身體，把限制的意識調在中正平和的 < 元宇宙 >，在同頻共振中，就能顯化人類健康的奇蹟。

只要你 < 心 > 能力升起來，學會駕馭自己身體的能量， 調整自己身體的頻率，喚醒自己生命源力的天地靈光，像播上一個靈光的種子。用愛去關注它，去澆灌溉它，它就會長大、長大成為你生命的太陽。此時就會由內向外的把你身體骨髓的東西往外排除，凡是愛與光的頻率都會在身體內，不符合它的頻率就會自動排除掉。也就是說 在 體內系統 重建中 - 排濁、排濕、 排寒、、是自動發生的。

所以當你感覺到自己的 < 生命源力 > 被喚醒的剎那，就是你 < 內生之光 > 升起、宇宙中 < 心 > 生的種子升起，才能共振。這種內心的強大，才是真正不假外求的力量。

生命的源頭是圓滿的

人類是身、心、靈整體的存在，包含生活、身體、生命。當我們在肉體層下功夫的同時，也在靈性層、能量層、意識層起作用。 每個人都會很容易感受到身體不同的振動頻率，感受到自己內在的細胞在升騰、在活化、在運轉。

為何癌細胞不治而癒？
為何無知無覺的左腦，還能回到常態？

我們都知道：細胞會自動更新，腸細胞 3 天更新一次，胃細胞 7 天、肺細胞 2-3 週、肝細胞 5 個月、、等。

如果你懂得使用 < 光 > 的速度 + 愛的能量 ，以上數字就會改變了。

所謂 < 變 > 才是 < 不變 > 的真理，在這個時代，更是有感。

地球的能量是平衡的；能量有守衡原則、不滅定律。

能量運作有三步驟

一、 接受外界的能量來支配我們的身體，影響我們的身體，外界的能量來幫助我們排除身體的陰寒之氣。

借用外界的能量讓我們身體更好，但是外界能量不在的時候，我們身體的排寒、排濕過程就會消失。

第二個階段，是把握自己的能量、應用自己能量的過程，讓自己的能量支配自己的身體，我們自己來掌控 自己的能量 & 身體。

第三個步驟，是我們不但能掌控自己的身體能量，還可以去調動宇宙全息的能量，可以看到宇宙空間中的量子場域運作的方式，超越你所有狹隘的眼界思想格局。

以上這些 - 都是我們已經在踐行的。

當我們把握能量、振動、頻率的奧妙，學會運作宇宙空間中的量子場域，就能同步啟動體內能量系統－電磁場網絡、意識能量網絡、智慧連結網路，與元宇宙的能量同頻共振時，舊有的低頻能量就會自動脫離，直接進入全面的健康狀態。

未來，當你去幫助別人的時候，可能會因為你小小的舉動而改變他的生命。有些人想進來，但沒有你的引發，他們是走不進來的。這不是強制要求的傳統道德，而是厚德載物。

我們人類承天接地、天人合一。30 歲之前是 < 天 >，30-60 歲是 < 地 >，60 歲以後才是為 < 人 > 的開始。

能幫自己的只有自己，心力越強大，世間一切將不在話下。讓心力捍衛你的生命、尊嚴，生而為人有生而為人的榮光。

無論你的頻率 80 或幾歲來到，身心安寧，一定會先在你的身體層受惠；會有一種新的頻率在你身上，讓自己的細胞不斷的再生，在新頻率中享受越來越年輕的喜悅。

你會發現，你擁有的就是可以 < 自癒癒人 > 的能力，而不是被別人療愈的能力。也可以說是 - 你可以升騰自己智慧的能力，而不是別人灌輸你智慧的能力。

這就是我們體內的 - 自性圓滿、本自具足

十二 · 為人最尊

人從哪裏來

在太荒之前，太極初分，一氣混元，五行列位，在天地間運轉，有先天之氣，呂真人說，這稱為無極之主宰。而人在未生之初，是若有若無的一點靈光、靈氣，混混沌沌，無所作用，最後由天地之間真元相交，與這一點靈光匯聚成了 < 人 >，稱之為胎靈。

此胎靈皆聚 < 天地之精華 >，渾然之體，人物無形，混混沌沌，似有一物，由混沌而成；先天地而生者，所謂 < 無極 > 是也。形成我們這個有形有質的肉身，但肉身之中的那一點 < 精元 >，是無形無相的一點 < 真元 >；是混混沌沌 & 原始的能量同出一源。所以無論這具肉身有形有質，是壞、是好；但最終 < 人 > 的這點 < 真元 > 是一直存在。是不生不滅，不老不死，無形無影的一種狀態。

所以人身中自有 < 珍寶 > ，而這個珍寶就是我們說的一點 < 靈光 > 。肉身會消失、會老化，但靈光卻不會消失，也不會老化。

在呂祖後來的 < 太乙金華宗旨 > 裡提到：這一點靈光 - 生成的這具肉體，其實是與天地所有能量同在的。不要把這個身體當成單純的一個肉體，而要把它當成 < 宇宙體 > 。

宇宙人

宇宙體連結天地之能，是 < 天地人和 > 的一個整體。當我們內在 & 宇宙相連，內生之光升起，宇宙 & 我們共存的 -< 無限循環 > 全新生命、全新的天道合一，與天地萬物共生共存。天體宇宙之大，人體五臟之小。人體是宇宙天體的一個投影，不斷提升自己的意識，以宇宙之道來練就我們這個 < 宇宙人 > 。

人類的身體內部有五行、有天地；時空外界也有五行。那麼，天地就是一個 < 大 > 的人體，人體就是一個 < 小 > 天地。相輔相成，生成了整個天地宇宙間的一個化身。

天地有陰陽貫穿，水火運轉；人內部也是有水火運轉，精、氣、神所運化的意識、能量、境界，亦可生成內生之火，內生之水，水火相濟，即形成我們所說的＜萬宗歸元＞的能量場。

我們都知道－水、火之間本身不相融，但水火交濟之間是可以無水不生，無火不化的。＜水火既濟＞就是天地間的能量由－水火成為氣機。水生火降，視為＜運＞也。

我們身體內部－意識＆能量在同步運轉，即是水火既濟在同步運轉。而意識調動神識，意識在哪個維度，調動的就是哪個維度的能量。例如：意識在人體內部的氣、水、火的維度，那就只能調動人體內部的能量。

五行之中，＜火＞的能量運化最強；而在人生之中，＜意識＞的能量運化是最強的。因此，我們需要加強整個＜身心＞意識的能量，練就我們生命中的最強運勢。當這種最強＜水火既濟＞的運勢生成後，我們的周身就會充沛滿溢。

人體內外是有頻率的，而身體頻率給我們的感應叫做因緣、緣分。那個緣來了，如果你著手於它，就變成你的分，就叫緣分。若不執著於它，就只讓這因緣過去而已。

你內在的身體是什麼頻率，外在吸引來的能量也是什麼頻率。若身體頻率是陰性的、寒性的，認知修為也是那負能量、陰性能量的頻率，脾氣性格自私自利、冷漠無情、一臉怨氣、讓人不開心的狀態。

如果內在的身體是純陽體，吸引來的就是高頻純陽的能量。在這頻率裡 - 和顏悅色、全身活潑潑，那就像小孩子一樣，見到誰都是一個笑嘻嘻的樣子，開開心心，像個小太陽一樣，全是光，全是熱的靈動狀態。

希望每個人都能夠用曬太陽的方式，先看到太陽的光，再慢慢的走進自己的內心，喚醒內心之光，成為自己的太陽，發光發亮。

我們身上那一點靈光，秉承天地之氣而生。我們人是天大、道大、人亦大的化身。上可呼天，下可呼地，中通三黃五帝的這樣一個 < 大人 >。不可把自己當成一個普通的草芥。你身中有天地，身中有宇宙；自信不自負。昂首挺立於這個天地之間，示現正大光明，回餽于人間。以造物主的姿態，讓世界都在愛 & 光的頻率中生成，成為我們自己生命的王者，頂天立地的 < 大人 >，活出自己生命的擔當。人是至尊的存在。

我們更要升發對這個天地的守護，當我們有 - 王者之心的時候，就能喚起 - 對自己生命的掌控權，整個世界都與我們有關係；天地都與我們平起平坐的。有人認為 - 自己的命運由天 & 地來掌控。我們可以感恩天地、尊敬天地，可以與之好好相處、維護它的道義；但是我們不能屈尊于自己這個高貴的肉身、靈魂。

我們要尊重 & 愛護這片天地，就像愛護、尊重 - 自己的家人、朋友一樣；但不須去託付於它。自己的生命由自己做主，掌控自己的命運、成就今生今世的一方命運。

人，可以超越天地的所有法則，生成屬於人的宇宙大道。同時，人也是最為渺小的，因為 < 人心 > 被七情六慾干擾。就身體來說，這是生而為人的根本；作為人，若健康的身體都沒了，何談天大、地大、人亦大呢？

我們不是普通肉體的存在

我們不是普通肉體的存在,而是一種精神體、能量體的存在。當你看到自己巨大的宇宙化身,巨大的宇宙源力時,你就不會去崇拜萬物,而是回歸自信。

選擇自己最有感覺的去深耕、去紮根、去相信你自己。不去崇拜外物,也不去相信外在的什麼人,除非所傳的道、法、術、器都是來自於本源,直達元宇宙,沒有任何中間層次的存在。

要學會應用 - 宇宙體的人能量

在地球的我們,目前都在探索著元宇宙、元境。

我們每個人都來自元宇宙,從元鏡中來、從元極中來、從最原始中來、從我們的本源中來。用天地未生之前那 < 天光一炁 > 的精元,人人都在喚醒精元、修練精元,達到超越地球二元對立的世界。這個境界就是正大光明,不偏不倚、中正和平的元宇宙。

回歸自己的元宇宙

回歸自己的元宇宙本源，喚醒心中的光芒。當你金花乍現的時候，就代表你開始獲得了 - 與天地同其德，與日月和其光的一個 < 元能 >，這是我們 < 元神 > 所在、我們的 < 元宇宙 > 所在，也是我們 < 真元 > 之所在。

若能凝練出自己的本性、真元 & 元光，這也就印證了我們人所說的，天大、道大、地大、人亦大。

每個人都有自己原始的DNA，從科學的角度、文化、宇宙的角度，都有 < 黃帝陰符經 > 的那個 < 一 >；人心很難 < 統一 >。如果人能 < 合一 >，知道彼此的 < 一 > 都是 < 同體 > 存在的。一群人一條心，一起走，一起發念，聚集同心協力，如此合一的境界，就如同癌末那 < 集體個案 > 般，不受地球制約，回到元宇宙的圓滿狀態。

元宇宙是在陰陽之外，與 < 大道 > 出自一源。天地由大道而生，天地又孕育人。在整體中唯有我們的元宇宙真性，永久不會消失。

　　我們做人做事一定都要找到核心源頭，這個源頭人人都有。不分年紀、國界，每個人的核心源頭就是共性，也就是DNA，這是任何人都有的天光一炁的精元。唯有回到元宇宙來，就能心神合一，創造一種超越世間萬象的自己生命狀態。

　　皇帝在創造 < 天道 > 的時候，不是以天地為天道，而是以 < 人道 > 為天道來創造的。所以我們幾千年 < 天人合一 > 的哲學體系思想文化 - 生生不息不斷的運轉著。

　　我們的心創造了一個怎樣的境界，就能收穫到什麼境界。心能造萬物，我們充分的調動 & 應用 - 心的意識、能量，才真正的開啟全息的 < 身心 > 合一，人是身心靈整體的存在。

　　我們要信奉的是 - 自己的心，回歸自己的元宇宙，那是我們的 DNA，就是自己的天光一炁。讓心力捍衛我們的生命、尊嚴；生而為人有生而為人的榮光。

　　人是最尊的存在

十三 · 醫道還元

< 醫道還元 > 是呂祖的另一部經典著作。

它雖是醫學上的書，但不著重於醫務、醫學、醫術上，也不重在傳統醫學的病理、藥理上。本經典沒有任何 - 藥的屬性、或病因；而在教我們如何讓體內的大藥升起。

玉皇大帝為 < 醫道還元 > 寫了一部序。他說：在天下之中，民生眾矣，本身都是可以登于仁壽的，但為什麼這些人有的老、有的夭折、有的病，真正榮登仁壽的人卻很少。到底是為什麼？是因為這些人 - 根本沒有認識到自己身體的先天之 < 真炁 >、< 真元 >，而把這些 < 真元 > 浪費掉了。

醫道還元，這個 < 元 > 在我們身體裡就是天光一炁之真元，就是正流行的 < 元宇宙 >。

　　玉皇大帝的這個序，充分的肯定了＜醫道還元＞這本書，它的終極奧義，是幫助我們確立回歸自己的 - 元宇宙。

　　在＜醫道還元＞裡，經歷了幾重境界。剛開始我們能夠＜煉精化氣＞就已經不錯了；煉精化氣的過程，身體會有各種各樣的排濁、排氣、排寒、排濕，凡是與身體真炁不一致的，與我們身體元宇宙 - 真元不協調的，全部會在這個階段排出去。當各種思維、感知都清理了，整個人就達到神清氣爽，真正進入到＜煉氣化神＞的狀態。

　　為什麼說 - 真傳一句話，假傳萬卷書呢？就是說 - 在你的元宇宙真元身體，真性得到一句話你就懂了。如果你內心無真性、無真元，那就需要各種各樣的學說，講萬卷書你才能懂。

　　如果我們還沒開智慧、真正的領悟到生命真元之前，就慢慢的實修實證，孜孜不倦 - 不斷的訓練，一定會達到更高收穫。但這些收穫都是只可意會，不可言傳。一說即錯，只有達到這個境界了，已經體證過了，才能明白。

哪怕只到了第一重境界的 < 煉氣化神 > 階段，都會感受到自己完全不同，更何況還有第二重境界，第三重境界。到此，我們就可以一起探索長生之道，追求真正人的最高境界。

醫者有三：

之一、多數的醫者自醫，先研究病理，病理從何而來，然後再去研究藥理，藥理可以治什麼病，然後藥和病相應，就可以解除自己的病，醫者醫身，醫自己的身體、病理，無助時，再去找醫生幫忙。

之二、中醫以治未病的方式是喚醒一個人的健康意識，還沒有生病之前，醫調未病，把疾病防患於未然。是幫助人們提升身體健康素質的，讓他在未病的情況下，調理自己的身體正氣，然後讓疾病自動消除。

之三、真正的大醫

真正的大醫是什麼呢？

大醫是調動這個人本有的 -< 本自具足 > 的力量，讓它成為自己的心醫。每一個人身中都有大藥,這個藥就是我們所說的精氣神。真正的醫道還元,就是讓我們回歸內在的 < 精氣神 >,保養精氣神,同時調養我們精氣神 - 所要通達的經絡、五臟、、。

通過 < 精、氣、神 > 的調理,就形成了自己的 < 心醫 >,自己的大醫,因此叫 - 大醫治國,而這個 < 國 > 是以 < 身 > 為 < 國 >,以 < 心 > 為 < 君 >。

所以,其實呂祖的所有宗旨,都是融匯萬教合一的理念、一種體系。

他告訴我們,在人生之中,身心性命即是大道之化身。大道之陰陽,< 肉體 > 稱之為 < 陽 >,< 意識 > 稱之為 < 陰 >。

人類身中自有陰陽,內在自有真性。
所有的人都不知自己體內的小陰陽,而在身外求陰陽。

一般人都是由外 採集天地之靈氣,探索宇宙之根源,深化大道之五行;卻沒從內在去看到自己內在

的 --- 太陽 & 五行 大道。太上道祖說：如果你能把它運用到生活中，就能達到延年益壽，無疾無病。

呂祖真傳的幾句話：由於世間每個人的身體的元能不一樣，心的領悟力不一樣，因此把真傳的一句話 - 變成了這萬卷書；而這萬卷書裡，深深淺淺皆有層次。其目的就是希望這本書出來之後，面對世間所有層次的人，能夠以三教同源，萬法歸一的狀態去修正自己。

真正的醫道還元，其實就是 < 心 > 之還元。即 - 醫中有道，道中有醫。

當我們整個身體運化出五臟六腑，通過我們的心神 - 來調動了腎水精元的能量，最後生出了我們這具肉身。所以心主神明；而神明之所在，就是由我們的 < 意識 > 來調動。神明也是我們調動 - 身體升發的最重要基本，所以隨時回到元宇宙 - 真空一點零。

如果我們的心神能夠調動 - 創造一切的乙太能量，把五臟六腑的顏色 -- 紫黑色、金色，紅色，白色，綠青色等幾大能量調動出來，再由心神相交的意識來創造，那整個身體即可由我們的 - 元宇宙本源能量 - 創造出光體層、乙太體層、乙太範本層。而乙太範本層是所有肉體層最基本的構成元素；所以肉體層出現問題 - 都是乙太範本層的 < 元能 > 不足，或是乙太 < 真元 > 受損的問題。

凡是精神上、神情渙散，這些能量出現的問題，基本可以通過乙太層的能量來補充。但如果是身體實體層的傷害，例如少一根指頭或腳，這與乙太範本層就沒關係。

我們人體內流動著火、水的能量，全身氣血運轉著。因此火 & 水運轉的時候，就形成了我們內部的動脈系統。我們的脈跳、脈動就是因為 - 體內火水相溶；而火水就是我們的 < 心腎 >，這是身體裡面最輕盈、最流動、最活力的部分。因此，舉凡養生必從 < 心腎 > 入手，調動腎水之精。當心神歸位，腎水之精調動起來，即達到水火濟濟，全身通暢的一種狀態；也稱之為打通奇經八脈、打通任督二脈的一種狀態。

其實，從我們乙太範本層著手，則不需打通什麼脈，因為圓滿能量層的存在，整個人就是一種神采奕奕，神采飛揚的生命狀態。所以在整個運化的過程中，身心意識、能量一定要回歸於最高源頭 - 元宇宙，而不著眼於肉體層，因為維度不一樣。

　　以往的人們有方式、方法運作，隨著時代的變遷，方式 & 方法消失了，最後只剩下一句箴言，一本經書。無論是 < 黃帝陰符經 >、< 道德經 > 或是 < 心經 >，剩下這些文字流傳於世，而其中的方法 & 實證實修的原理卻沒了。因為名師已經消失，沒有名師指路，所以我們大家都只能讀經典，自己去悟。如果自己悟性不夠，慧根又沒開啟的時候，即使根源來到身邊也悟不透，因為沒達那個境界。

　　我們的體內大藥是指 - 內在的精氣神、處在精滿、氣足、神旺的狀態，也就是我們本自具足、自性圓滿的狀態。如此大藥生起之後，身體自然達到健康、長壽。

　　這些都與光功體系 - 有異曲同工之妙。

　　一切圍繞光而來，讓光在身體中不斷的運轉，同步加強光體 & 肉體。讓自己不再是一個肉體的存在，而是一個 < 有身體的光 >。

所以希望大家走向 < 內求 > 的方式，達到真正的上醫治國的境界，達到自己內在身心之國，能夠國泰民安。

無疾而終

每個人接觸光功的起點不同，有些人從小就開始習練，有人 70、80 多歲才開始。無論幾歲開始，身體的健康是最基本的，都是圍繞我們整個 - 身心意同步運轉。身體是很重要的，唯有身體的精氣神飽滿，才能調動身體 - 本自圓滿具足的能力。最後達到健康狀態，接著智慧才會升起。如果無健康，何來智慧？

所以，我們要用 - 腳踏實地、依心而活的宗旨來引領。過程一定是踏實的、是簡單、認真的；不是虛無的空想、冥想、或打坐，或引領不同維度的能量或傳請某個誰來加持。全部一切都是回到 - 內在的 < 元宇宙 >、無需外求。

為何不需外求，因為有得必有失。這世間雖然有外力，但有外力的這個過程，也是要借助你自己的心神。

　　所以我們一直強調：要腳踏實地，依心而活。

　　我們的心才是生命的元能，要喚醒自己本心的力量，不假外求，才是根本。

　　我們所有人、隨時隨地都要回到自己的元宇宙，也是天光一炁的真元。

　　若能讓你的整個目光，神光、心光回於整個身心，如此在我們習練的過程中，除了讓我們延年益壽外，也會讓我們達到更年輕的狀態。

　　最終人生是帶著一種圓滿的狀態自動離開，無疾而終。

十四·醫學界無法了解的事

當人類的醫學建立在量子思維時，人類將迎來一個沒有疾病的世界。

相信是萬能的開始；身體是思想的產物。

我們的物質身體無法超越三維，但是能量、思維是可以超維度的。每個人的意識、能量、境界不同，所領悟到的也就不同。身體依然是這具身體；但是意識不一樣了，就能創造出另外一個物質狀態。

案例一，65 歲女性

膝蓋腫痛發炎，醫生診斷是 - 急性 + 退化性關節炎。在元光愛調頻中，個案感覺到 - 從膝蓋 裡面發癢；這

是 氣血 通過來的現象。個案之所以在元光愛調頻中一次就回到健康,因為發生期只有 3 周;目前可以爬山了。

案例二,38 歲上班族

異位性皮膚炎 15 年。只要睡眠不好、累、吃海鮮,耳前就反覆抓破皮。在半信半疑下,進行了元光愛調頻,一次面對面 +14 次遠程。這期間明顯的皮屑變少、又變多、又多出一個傷口,皮屑反覆多變,就在耳朵奇癢的那天,突然所有的皮屑都不見了。前後約二周時間。老師說:內心越接受的人,時間會越短。

案例三, 6 天的高維辟穀

這是峨眉銀鈔元心師的個案。

對元光愛體系嚮往已久的抖音號稱西南王的李總。第一天來的時候,臉色是暗黑的。當練出內力 & 光感,全身百脈通達,排出一身毒素;當晚,失眠消失,且宵夜戒除了,睡眠特別好。這是一對一的指導,6 天少掉 8 斤。

案例四 -78 歲長者的膝蓋

膝蓋打過兩次玻尿酸，結果膝蓋僵硬而無法上下樓梯。前後接受了 5 次元光愛調頻，目前已恢復正常上下樓、可以帶寵物散步了。

案例五， 64 歲左腦麻木

祥靖小學時重摔，幾十年來，左腦漸漸麻木到沒有任何感覺。在接觸光功、元光愛後， 一年三個月的時間 - 後腦第一次感受到一線抽痛；漸漸左右腦連結，目前左腦知覺已回到常態中。5 年前被要求頭稍微往左上看時，頭部就不自覺的晃不停·現在這現象消失了。視力也回到可自行穿針了；只是左眼眼神 - 仍然沒有右眼靈動。

祥靖在相同第五年 - 秋天，收到一個意外的禮物 - 突然發現馬路上的街燈、車燈 - 各個五彩繽紛、光茫四射，像個柔和的小太陽，雖然光有強弱、但都是流光溢彩、很柔美。

萬物皆能量；在能量的世界裏，每個人的本源都是充足的。 當 < 相信 > 成為 < 信念 >，就能顯化生活中的實相。

就 < 元光愛功夫茶 > 來說，它的本質不治病，但個案卻數不清。例如淋巴癌轉移 - 進入骨髓，這些深入骨髓的疾病，卻在集體喝茶中回到健康。

基本上，我們就在整個 < 身心靈合一 > 的狀態下，加強 < 元宇宙 > 的能量運化。在整個充滿著 光 & 愛的場能，為全身充電賦能，達到身心通透，經脈通暢，自然排出身體上的毒素 & 寒濕。

看待事情的維度不同，對身心的好處也不同。

運用光功 & 元光愛的維度，體內的能量就自然改變。長年的失眠 、多年的 腰痛、肩周炎 等不藥而癒、駝背直了、靜脈曲張、臉斑淡了、記憶力變好、內心由迷茫 而堅定了、家庭關係 變和諧了、、、

對於 個案 的 神速 好轉，儘管社會上有許多人 還是不相信 - 這個事實，但最重要的是 - 我們得先把自己活出來。

身體是個精微的能量體，所有的疾病都源自能量的改變。一旦明白自己的思想可以影響身體的精微能量體，改變是非常快速的。

這是醫學界沒有辦法理解的。

醫學在進步，身體在退步。

所有懸壺濟世的醫者 & 從業者都是菩薩的化身，當你守護別人的同時，也需要高維能量的守護。

醫學有時代的規律使然，人們習慣看醫生，看檢查出來的數字，求安心。這種眼見為憑的羅輯思維，不會在一、二百年內消失。更何況身體物理性的缺失，尤其需要醫生帶著大愛服務眾生。

醫者自醫

從能量層來講，需要 醫者自醫。醫生也要保護好自己，隨時為自己充電、充能， 時時提升自己元宇宙的能量，讓自己更有精沛的能量 - 去從事自己使命的工作。

當我們明白健康是源自於自己的心靈 & 能量時，身體上的症狀是可以從自己的心靈 & 能量來改變的。

因為意識、能量、境界不同，看到事物的辨證觀念不同。一個是把人看成 < 有病 > 的情況來研究，另一個是 站在 < 我本是圓滿 > 的存在。

身體現象的本質都是一樣，站的維度不同，對我們的身心的好處就不同了

用生命的力量去影響自己生命的重生。

往往生命的大翻轉、大逆轉，必然要經過大願大行，更多的是來自靈魂的安心，你會覺得很心安，我們的生命會被一個全新的觀念所改變。

我們希望更多人 - 貢獻出力量給振頻相同的人、相信你的人。將複雜的事情 < 簡單化 >，就能享受健康喜悅迎新生。

十五・改命換運

　　我們從源頭到地球來，當臍帶剪斷的瞬間，就被定了生辰八字，所謂的 命運 就這樣開始了。這是地球的遊戲規則之一；此外，一命二運三風水、生肖命理、因果法則、等等。

　　每個人參與這場地球遊戲，都帶著不同的使命 & 責任來體驗。許多人沈溺在這些 < 生命體驗 > 的集體遊戲中，而忘了我們來的目的。在朦朦朧朧中，創造了自己的 < 生命主題 >；　無論體驗豐盛、喜樂、富足或各種悲歡離合，都是由自己的 < 念頭 > 在創造。

　　因為自己的 < 頻率 > 就如此狀態，自然而然就體驗了這些狀態。

我命由我不由天

心是一切的根本； 心力強大的人，就能驅動一切事情為己所用。只要你願意去做，一次一次的加強，你內在原本沒有的，或自己認為沒有的能力，就會被開發出來。

不是你沒有那個能力，而是你的 < 念頭 > 認為自己沒有。

生命真正的真相，是萬法由心生。只要念頭一轉，自己所有的能力都可以被開發出來。所謂的無中生有、自性圓滿。

每個人生命中都會經歷一些困難、危機，例如人際、財富、或事業的危機。有人不僅度過危機，

而且變成了人生的機遇；可是有人卻一直守著這個失敗，導至疾病纏身。

當我們發出的全是 < 正念 > 的時候，例如健康、美好、光的力量，如此，天地的力量都會來加持你。

如果你心的念頭是負面的，那 < 天 > 也會依據你的頻率 而顯化出同等頻率給你。

所以我們生命真正要做的 - 就是不斷的提升自己的意識、能量、頻率，讓自己的能量頻率不斷的提升。這樣，我們所有的狀況 - 都會自然而然的改善。而且更多 < 同頻 > 的人，也會出現在我們的生命中。

這個相信 - 是信你自己，不是信別人或什麼藥物。當你內在的自信升發出來，重建一個生命磁場是可以改命換運的。

磁場稱為 < 命 >，意識能量稱為 < 運 >

好運，就是自己的磁場裡散發著光明，就能吸引著光明的事物來到。反之，就是生命磁場灰暗，就會吸引負能量來到。

所以，一切都是我們在創造，一切都是我們在吸引。而我們的磁場、能量、狀態，決定了自己的生活狀態，無論是健康、情感、或人際、或好運、好命，其實都是我們每個當下的動心。

如果你心力還不夠強大，也可以讓一個高頻磁場幫助你，使自己走得更加堅定。

改命換運，就是重建生命磁場

改命換運就是 - 重建生命磁場、駕馭生命 < 意識能量 > 的過程．如果能重建自己的生命磁場，駕馭或干涉自己的能量波，形成另一種意識能量，就能打破一般人所說的 < 命運 >。

我們要保持在一個高頻磁場，將自己的身體養護好，好好的對待自己的身心靈，而不是外求風水、命運的改變。

因為當我們求外面的風水也好、命也好、貴人也好，也都是要透支我們身心靈的力量去平衡。

把權力交給外在的時候，自己就沒有改命換運的能力、沒有底氣了。如此，我們的身心靈是被壓抑的。

養生才是主要的，一命二運三風水是其次的。讓自己尊貴起來，如果你認真對待自己身心靈的時候，身心靈就會回報給你無窮的智慧、讓你生活順遂；無論人際關係、或事業上。如此，你的命運風水也就變了。

　　真正的養生　就是換回自己改命換運的能力 & 底氣。有了這份能力 & 底氣，我們的身體、意識、能量，自己的身心靈　會帶給我們無窮的好運。

　　人基本上先求身體的健康。在身體上，將五臟六腑各個層面的元能補充起來，身體的能量就會強壯起來，就會感受到 - 生活經歷越豐富，越能波動你情緒的，越是痛苦的畫面，反而越成為自己生命的養分，在無形的磁場裡 -- 就升級了自己的命理系統。

　　這世間有因果 & 業力法則，但是所有的因果業力法則，都不敵你的 大願大行。不從二元對立去下功夫，不要以為那些弱者或迷茫的人需要你去拯救，而是要喚醒人人都有的王者的心。喚醒每個人內在都有的 - 最源頭那個元宇宙。

　　元宇宙時代，不再像舊時代，人們都以一層一層往上爬的金字塔模式，慢慢到達終點的元極態；而是直接在終點元宇宙中心創造，再向周邊一圈一圈的放大、擴散。然而，這個元極態的元宇宙、需要我們錨定在<光>中。

走進自己的內心世界，喚醒自己真正不假外求的力量-喚醒<心>的力量。若能穩定自己中心-如如不動的元宇宙，有如巨樹般，那麼再大的風，再大的雨，也不怕。

如果你會受小事物影響，被他人一兩句話就精氣潰散、神形俱損，那就代表內在的力量太弱了。一顆小草會被風雨催殘，一根小樹會被風雨吹斷，但一棵巨樹永遠不懼風雨。

所以我們就要生成自己內生的這棵巨樹，要讓我們成為一個頂天立地，內在有正氣的人；時刻錨定我們內在的浩然正氣-頂天立地、正大光明。

如此，在這世間-就可以真正的成為-我們所說的<大人>。成為大人，與天地同其德，與日月合其明，與四時合其序，與鬼神合其吉凶，也就能夠主宰我們自己的命運。

　　所以，要體驗不受命運法則所限制的重生力量，必需打破命運法則的枷鎖。

　　就生肖來說，原本這些的規則是要讓我們更好玩，所以只給每個人一個能力，而隱藏了 11 個能力.

　　其實每個人 12 種能力都有，我們是屬 < 人 >，每個生肖都合。

　　我們一出生就有當年的生肖能量，1 歲到 12 歲就完成了 12 個生肖年。也就是說，每一個生日就有一個年份的生肖能量，12 個圓滿的能量都在我們體內了，不是出生那年才是屬什麼。

　　12 歲小學畢業那年前後，多數女孩的月經、男孩的遺精開始了；我們就開始變成一個圓滿的人了。

　　當然生肖命理法則、血型星座，仍然會被喜歡，因為人們有期待、有刺激、有起伏。人們如果少了這些，也會覺得無趣，而且人們也會少掉很多工作。

可是要注意 - 被負面提醒的作用，你越關注它、越是加能量給它，這是負面能量的共振。

別忘了隨時回到元宇宙的高能量狀態，當你隨時處在光中時，黑暗、負面就會自然消失。

世間就是一個平衡法則，也是一種超越命運的法則。這做起來也許不容易，因為一般人都習慣于盯住現實。

說到底，其實就是一個 < 心 > 的問題，你內在升發出來相信的力量，就能改命換運。

破解年齡法則

接下來，我們談年齡

生日是母親的受難日。然而 < 新生 > 的喜悅，遠遠大於痛苦 ; 要彰顯喜悅，而不專注於痛苦。

過生日是表示慶賀你來到人間的日子，每年過生日的意義是 - 上一年我在 < 宇宙的肚子 > 裡孕育我自己。之前是 在媽媽的肚子裡孕育自己，生出來以後到宇宙

的世界，這一年開始在宇宙的肚子裡生活，成長到 1
歲以後，又要開始出生了。

這一天又是你的生日，代表以前的過去成為過去，
接下來你又一個新生的體驗。告別前一年，迎接新的
一年，你的生命將重新開啟，這就是生日的意義。

總之：生日是你重生的日子，不是紀念你幾十年前
出生的日子。

生日過後，請你在 < 宇宙媽媽的肚子 > 裏 - 為自己
胎教，重新自己孕育新的胎教，新的意識、新的能量、
新的行為、新的創舉。每年都會越活越年輕，這是 <
破解年齡 > 的法則。

改命的實質是調頻

改命的實質是調頻。在愛的頻率中只能經驗愛的關
係，無法經驗痛苦的關係。比如你想聽音樂，最簡單
的方法就是 - 從不同頻道 調到音樂頻道來，這是最
省力的方法。

　　為什麼要調頻？為什麼是你給出去什麼頻率－　就經驗到什麼？因為此時此刻，一切都已存在，所有的平行宇宙都已存在，我們唯一要做的就是調頻到愛喜悅和平的高振頻的那個平行宇宙。

因果業力法則

　　關於＜因果業力＞法則，如果我們隨時在中正和平的元宇宙本源，錨定在愛 & 光中，就不會有因果業力法則，因為已超越地球的二元對立、因果法則了。

　　當我們的＜頻率＞超越了－地球上的物質法則，在＜光＞的層次裡－就不受這個地球時空法則所控制了。也就是說－將自己的＜意識能量＞升級到＜光 & 愛＞的頻率，就超越命理法則了

　　　總而言之，讓自己的人生－重新升級，不借助外力、外物。從自己的＜元宇宙＞開始，就像＜毛毛蟲＞銳變成＜蝴蝶＞般，突破原有的生命狀態，來到更高維、更廣闊的世界。這才是完全的改命換運。

十六・身體升級現象

當你站在開放的角度來看生命，就能領悟到不一樣的生命狀態。

所謂身體升級，就是體內能量改變，內在的智慧提升了。你會感覺自己的力量不一樣了，內在的力量升起來了。

在達到天人合一的過程中，身體會有不同的反應。人人幾乎都會排寒、排濕、從手或身體兩側或從頭部出來。有的人會打嗝、排氣、頭暈、噁心、這是能量在運作的現象。有人清理出平日壓抑在內心的<痛>-想哭。此外，有人會全身酸痛、皮膚紅腫、或冒痘痘，或拉肚子、視線模糊等，哪個地方低頻率就會在哪個地方反應嚴重。

有時候一天精神充沛，有時會疲憊不堪，頭部各部位會痛，因為身體各個脈輪全部會打通，造成每個脈

輪 - 對應的位置也會經歷劇烈的疼痛，從下三輪和上三輪的能量會共同往心輪相沖相合，有時候能量由上到下來回竄，頂輪酥麻的感覺如同雨水淋到頭上，頭部發漲、頭暈、骨頭有時候酸麻，身體有時候發熱，但是用手去感應又感覺不到，發冷有時候像電流，從頭到腳、從腳到頭，都會經歷…振動的時候，身體是安定的，感覺就像內部細胞在抖，如跳舞一般。

飲食習慣

飲食也會導致變化，曾經喜歡吃的會不愛吃，不喜歡吃的，突然想吃，酸甜苦辣鹹各種味道，都會隨著心理喜歡而改變，素和肉不拒絕，有時候不餓，有時候怎麼吃都填不飽肚子，反正隨心所欲就行，順其自然。

一旦身體有反應，都是好的，排出身體的低能量，都是為了讓我們的身體更加的通透，變成純陽之體。

有人想睡，這是身體還在喚醒、能量還在充電中。表面上身體 < 顯能量 > 沒收獲，但是潛意識 < 暗能量 > 在智慧的運轉。

這種種現象，都是我們沒辦法控制的，但這個過程不會太久。低頻率排完以後，精氣神會覺得很舒爽。再過一些時日，容顏、骨相、聲音都會不一樣。

目前，也許大家不習慣，但很快這些就不再是新鮮事了。

我們有無數 30-80 多歲的案例，都是通過光功相關方法而自癒的。整體上來說，從三方面來說

一、身體方面

很明顯的變年輕了；臉部長肉出來了；長年的失眠不藥而癒了；冬天不再怕冷、畏寒，以前夏天只要離開冷氣房，就汗如雨水 - 頭、臉部 & 大椎穴附近大量出汗，現在這種情況消失了。肩周炎不見了；從白髮到長出黑頭髮來；冬天用冷水洗手後，手表面是冷的，但是出來的能量卻是熱的，手心是暖和的。

二、人際 & 家庭關係方面

看事情的角度不同了，人際關係越來越簡單，不再

和他人爭是非，也不再對他人情感依戀。喜歡獨處，以前認為的大事，現在都是小事了。每個時刻都很和諧，很容易感恩、也容易享受到驚喜。

家庭方面，給孩子空間、讓他做自己、自行支配時間、不再嘮叨。這樣的一點點改變，意外的發現孩子變了、先生也改變了，家庭關係變和諧了。

- 其它方面

思考方式不一樣了。覺察力較敏銳、記憶力變好、內心堅定了 - 不再迷茫、不再自卑，不易受驚嚇。多年來的想法 -- 二元對立、因果法則、現在超越了；找到自己心靈的家園了。

無論你幾歲，當你靈魂準備好，方向明確了，無論先前所學為何，都可以和光的能量融合在一起，讓所學更上一層。

這期間，也許你不會看到自己一日千里的變化，但一定會發現自己的意識、能量、境界上了一個台皆。千日之後，再來看自己，你會感謝我們在流光溢彩的世界相遇；也是 < 圓滿 & 圓滿 > 同行了。

此外，對於積冰期較長的毛病，通常都會經歷 3 回 9 轉的銳變期。

銳變期 -3 回 9 轉

身體升級的時候，會進入一個停滯期 - 低谷期。就像休眠期一樣，能量很低、狀況很差，停滯不前。這個停滯期會有一波一波一波，三回九轉的循環，但是每一次停滯期的時間不會很長，我們稱為銳變期。這個銳變期會讓你身體的隱疾 - 再重起一遍，有的人會覺得以前蠻好的 - 為什麼現在沒反應；身體有一些症狀又出來了，這個就是 3 回 9 轉的現象。是你轉了一圈 - 像彈簧一樣，轉到同樣一個面向時，高處比原來的高了，但是看到的風景 - 還是同一面的風景，同樣的事物。接著繼續再往上一層，反反覆覆，一圈圈的往上走，當感覺症狀變嚴重時，很快身體的隱疾就突然好了。

所以身體在呈現銳變期的時候，一定要保持正心正念，不要覺得自己再退轉了。有的人這個時候，會心

生恐懼，而就放棄。在很快樂的分享時，就要記住 -
時刻保持中正和平，雖然我們很開心快樂，但是我們
不以物喜，不以己悲的和平狀態。不能只接受好的狀
態，而來到 < 好轉反應 > 的時候，就接受不了。

　　最後，讓我們身心靈合一，站在正知、正念的維度
看著身體升級。

十七·舍利子、虹光身

地球上所有的物種，無論動物、植物、或人類，所有的 DNA 結構都是 < 雙螺旋 > 結構。因為雙螺旋的結構是最穩定的。

前面提過，< 人體 > 是個多重組合的存在；有固體、液體、氣體、意識體、情緒體、光體、、等等。

大家熟悉的 - 冰塊，可以是冰水；也可以在溫度夠的時候，從固體直接到氣體。人類的 < 虹光飛升 > 也是這個道理。

從量子科學談虹光身、舍利子

在量子科學的 < 波粒二象性 > 實驗中，證明了在 < 細胞 > 中，有可見的 - 光的粒子態、和看不見的 - 光的波態。

我們人體有＜被隱藏＞的 DNA& 沒有被釋放的 DNA＜神經元＞。科學也證明，人體內所有的＜光子＞和＜粒子＞是受 DNA 影響。我們認識的基因 DNA，其實就是組成整個＜乙太能量體＞的所有構成元素；在＜顯性＞層面稱為 DNA，而＜隱性＞的＜能量＞稱為＜乙太體＞。

人體本身就是一個精密的 - 宇宙能量體、智慧體；由原子、原子核、電子、粒子等組成。當體內的原子 & 粒子超光速運轉的時候，就在進行製造＜光的能量＞狀態 - 光就能在體內生成。

科學已經證實了 -- 用＜粒子加速器＞對粒子＜超光速＞加速，就能製造出 - 光。所以當我們不斷的凝練自己的凡胎肉身，提升自己的元精、元氣、元神、元情、元志的力量，將整個身體的頻率提升，就能加速體內的光子、粒子，製造出內生之光。

當＜乙太體＞的能量被喚醒，就表示體內的 DNA 已經被啟動。而當這種＜能量態＞持續，長期穩定達到個＜臨界點＞的時候，整個身體也就能夠達到＜虹光身＞或＜虹化飛升＞的狀態。

　　例如，用＜燒開水＞來比喻，當水的溫度持續加溫，到了臨界點 100 度時，所有的水就開始沸騰起來。同樣的，我們體內的光子加速到一定程度，持續的運轉達到＜臨界點＞的時候，我們整個身體也會同步的 - 像開水那樣 - 全部都沸騰起來。這就能夠解釋 - 為什麼過往的時代裏，有些人是可以＜化成虹光＞飛走的。

　　這也是對物質＜加速＞、＜加能＞、＜助能＞的同樣道理。

　　地球上所有的生物 - 不管動物、植物，含量最大的就是＜碳元素＞，稱為碳基生命。我們的身體是＜碳元素＞的身體，隨著我們使用能源 & 動力系統的轉變，也就是 - 當我們懂得使用體內的＜光脈＞系統、或由＜火元素＞相對應的＜光＞的功法 &＜火＞的功法。當能量、頻率提升到一個程度，人升天後留給後人緬懷的 4-5% 就會轉變我們所說的＜水晶體＞，俗稱的＜舍利子＞，這是人類很容易達到的。

　　然而，這些有＜舍利子＞或＜虹化現象＞的人，都是內心有＜光＞有＜愛＞的人，因為在意識 & 能量的世界裏，只有高維的能量 + 高維的意識 + 高維的境界，才能帶動生成 < 新的 > 肉體層。

　　總的來說，唯有練好自己這具身體才是王道。不要去想一下子飛升，掉入幻境之中。如果頭腦裡總是想到 - 神仙境界，飄飄欲仙，或神佛、妖魔鬼怪或、、，那最終自己就會活在幻境裡，這就得不償失了。

　　所以，我們一定要明心見性，加強整個光 - 太陽境界的提升，在精滿、氣足、神旺的三全境界中，才不會走偏。

笨鳥先飛，笨熊先爬

　　在我們根基還不穩、智慧還不開的時候，一定要 - 以勤補拙。勤能補拙 - 笨鳥先飛，笨熊先爬，腳踏實的去練、踏踏實實的練到 - 真正的閉眼可見光了，再進行下一個境界。

　　如果我們元神 & 識神同練，那麼這個身體就真的會形成 < 光體 > 同步飛升。由 < 虹光身 > 化身或帶著肉身同步飛升的一種狀態。

　　靈魂，即乾坤，分魂魄。<魂>在天行，陽也，清清之氣，此為太虛得來與 - 元宇宙、元神同行。而<魄>即陰也，沉著之氣，也就賦於我們凡身、凡心之間。

　　魂是生生不息運轉的能量，就是自動生成、自動運轉的能量；也是消耗的能量。從出生就是兩種層級，無論你有沒有意識到，你都會成長；無論你知道不知道，你的能量都會消耗。所以從生到死，我們就走向了一個 -<元神>在生生不息運轉，而<魄神>在生生不息消耗的過程。

　　我們的所有行為意識、動心起念的消耗，其實背後有一個可以生生不息的回光之能。也就是說，我們要不斷把這些消耗掉的能量同步的返回來，讓這一切色、聲、香、味、觸、法，人間經歷的動心起念 - 所消化的能量 - 加之與<元宇宙>同步運轉。使我們的整個陰陽平衡而達到超脫原有的生命狀態，達到所說的練就陰魂而至純陽。

　　這個純陽不是指我們所說的陰陽，而指的是天光一炁之元宇宙、真元。那個純陽最終使天光一炁之真元，從它最初的一點靈光化成一團靈光，甚至一身靈光，最終帶著全身無疾而飛升，或羽化飛升，或化靈光而飛升的狀態。

所以無論在哪個體系修身，以長生為目的而修的話，有一些長生的方法 - 是通過讓身體的所有細胞物質轉換，量子共振，通過各種頻率共振的方式，達到 - 虹化飛升的狀態。

比如說：石油是一個液體，通過火的方式變成氣體而消失了。木材是一個固體，通過火的方式，木材就變成了炭灰，也就消失了。同樣的，人如果把人當成水 - 液體 & 固體的結合體，那麼通過練 < 元宇宙 > 真元之火，煉化我們身體的肉體層 - 化成舍利子，液體層化成光，這就有虹光飛升的長生方式飛走。這種長生，不是在肉體層面這種狹隘的認知。

我們目前是在練肉體狹隘意識的長生，因為接下來這千年時光，我們人是可以通過練肉體而達到長生的狀態。在肉體層面進行肉體的升級 & 改進，而達到肉體 & 靈魂同步長生的狀態。

　　我們直通過這種練習，可以使很多老年人開啟回春逆生長的狀態，至少是 - 年輕態。

　　身體回春逆生長是最基本的，因為許多 80 幾歲的人，現在仿佛重生一般，活出新生的狀態；這就是我們所說的修練長生之體。這個修練長生之體，復歸於本源的方式，從小就練 - 肯定是最好的。

　　我們年齡大的人，剛開始，身體有非常多的漏缺。通過練功，將這些漏給修補了，但是身體真正的長生，需要一段長時間。而小朋友從小就開始練的話，就像許多長生者的身體狀態，看起來就像 30 多歲，其實他們都已經好幾十歲了。

　　總之，以往高僧大德修出來的舍利子是一顆一顆的；而以整個身體骨脈系統煉出來的舍利子，未來的舍利子將會是一具一具的、一把一把的。這是顛覆認知的自然。

十八 · 充電充能

在這個世界上，所有的偉大都源自於一個勇敢的開始。

將光功運用到元光愛、高維食光辟穀、元光愛功夫茶三個課程裡，傳遞了無數的心法、功法、密法。時常就只是加上這一點點心法，就能領悟到更超越的方式，貫穿精妙的核心歷史。它只是小小的一點，但卻是那把打開寶藏大門的鑰匙。

心法在古書中不外傳，只能自行領悟。

這一把打開寶藏大門的鑰匙，是經歷了千千萬萬的實修體驗才能證悟到的精華。它幫助我們開啟內在源泉 & 智慧的連接，是我們生命本源的一個通道。

光功到後來就是一個 < 核聚電 > 的能量，在身體內部運轉。當你完成了這個訓練 & 體驗，就會發現原本只想種下一棵樹，最後卻長成了一片森林。

　　相信是一種智慧！
　　心的想法 & 能量決定一個人存在的狀態。

　　所有的症狀要發症狀之前，一定會先從 < 能量 > 開始變化。在上萬種症狀中，即使相同症狀的人，也會因為 < 心的意識 >、心態不一樣，產生的結果也不一樣。

　　走入能量的領域，即使半信半疑也好，一個完全不信的人，絕對產生不了作用。生命的主控權在每個人身上，我們只能 49 度的生命陪伴，每個人都要拿出 51% 的能量 - 來成就自己。

　　一種新生的生命，一定會伴隨著全新的價值觀、全新的意識、行為。我們在學習之前，通常處在 < 集體意識 > 中隨波逐流，活的是 < 集體 > 生命；每個人的內在都有許多條條框框在限制自己。學習後，一層一層脫掉根深蒂固的舊有集體系統，

才真正的認識自己，並演化、升級自己；以全新的
狀態做自己。

我們所有的教學方法＆應用，都是生命實用的方法。
例如：改變了我們的呼吸方式、飲食方式、思維方式、
走路方式，甚至與萬物交流的方式。也就是說，除了
身體健康外，還有人際關係、家庭關係、教育問題＆
對自己＜生命＞的安心感、、等等，都與我們的餘生
息息相關。

茶道師在鍛練我們身體的中央空調系統。高維食光
辟穀在鍛練我們 - 對食物自由權的把控能力。能量就
在我們體內，不向外求。在整個運化的過程中，身心
意識能量承接＜元宇宙＞直達的能量，快速更新自己
的身體。

即使你都不知、什麼道理都不懂，很簡單 - 只要放
空，跟著走，就能達到。

所有的教學都是為了喚醒我們 - 本自圓滿具足的內
在。不崇拜任何人，但尊敬每位陪伴我們成長的人，
尊敬這個世間的所有智慧，彼此共同成長，互為恩師。

　　當我們共同運用 < 元光愛 >，在愛 & 光的守護下，回歸 < 本我 >，每個人都有那個天光一炁的 - 元宇宙。我們本是光，科學也證明 - 我們的身體細胞是由光子組成的。

　　當你明白你是誰，也明白如何做的時候，肉體上的不適，都會被快速的調整過來。很多人認為這是遙不可及，但我們如實如是的明白，意識 & 能量會如何影響整個世界。

　　讓我們集合起來成為一束光，把光傳遞給千千萬

　　萬的家庭。讓每一個家庭都有光的守護，真正為整個地球帶來光的變化。

十九 · 為世界留下一團光

我是誰,我來自哪裏?我將去哪裏?

從創世之初,每個人來到世間的時候,都是以源頭之光的方式降臨在人間。我們生命的來源都是宇宙最初的那一點光。宇宙產生的剎那,分裂成無數的小光點,就是我們所說的超靈、個體靈來到人間,幻化成無數的化身來地球體驗。

最終,我們又回到源頭,變成那個集體,那個超體就是我們自己本身。人是 < 光 > 組成的,可以從 < 波粒二象性 > 的實驗中來解讀 - 人體就是一個光場 & 四周看不見、摸不著的暗物質。我們常看到 - 聖者、神佛畫像中的光環,這種人體周圍的彩光,科學家稱之為 < 人體能量場 >。其實,我們的身體是有光的,只是一般人看不到而已；每個人的身體發出的彩光會因個人的健康狀況 & 情緒、精神狀態而不同。

我是有身體的光

我們都是有身體的光。如果我們讓身體形成天地之大光，就不再只是一個肉體，而是一個有身體的光。這個光在身體中不斷的運轉，將自己正大光明的光芒、和元宇宙這點靈光 -- 光體 & 肉體同步加強，練成一團靈光。在這個焦慮的時代裡，用這一團靈光，影響別人亮起來。引領一些人亮起來、飛出來，在黑暗的世界當中點上光芒。活出真正的內生的太陽。

人生在世百年光景，一切為我所用，我為一切所用；練就人生共存的合一境界。世界跟我們每個人都息息相關，我們都是這個世界的一個細胞。作為一個世界的細胞，任何人出了問題，這個世界同樣受到量子反應而出問題。我們每一個細胞都照顧好自己，每一個人的心神意識，精氣神都照顧好，把這份光芒發出去，成為愛與光。當每個人升起這個使命感、責任感，在歷史的車輪面前，一起同心同德，助力更多人得到愛、喜悅、自由、和平、健康、幸福的生活。

　　願每個人都能回歸自己生命之本源，真正的達到生命的正大光明，流傳千古，流芳百世，成為你真正的生命之神。讓自己原有的一點靈光，生出無數靈光，最終在你回去的時候，自己的靈光一定會比你來的時候 - 更加強大。

　　以宇宙來講，我們是比塵埃還小，漫長的一生要有一個偉大的夢想，讓我們生命的榮光能夠存在這個世上，為人類的健康幸福而服務。

　　如此，讓我們一起來成為光 & 愛，讓這個世界都在愛 & 光之中，人人心中有愛，眼中有光，為世界和平而努力、奉獻。

二十‧答疑 Q&A

Q 一：光功這麼好用，那麼醫生是可以不需要了嗎？

A：這是太極世界二元對立的看法。醫生會永遠帶著大愛服務眾生，人們思維的改變不是一件容易的事。所以呂祖的苦心，也是想告訴人們 - 世上的病是醫不完的，最難醫的是心病、窮病、懶病、愚昧之病。此外，很有趣的現象是十個指紋當中，有 7、8 個是螺旋紋的人，十之 8、9 都不相信能量的人，更不用說 10 個螺旋的人了。

此外，< 光 > 這個宇宙源能各行各業都需要，只要懂得加上 -< 光 > 這個新元素，來讓自己得到更好的發揮。例如 - 上市公司運用這套技術到企業、員工身上，提升身心能量磁場 - 健康和諧，提升工作效率，人文環境，甚至商務合作夥伴。

Q 二：食氣、食光，不吃飯會不會營養不良？

A：我們平時享受美食的同時又可以得到營養，不亦樂乎。但如果必要時少吃或不吃會變成怎樣呢？

從人類組成的元素來說，人體含有，氧、碳、氫、氮、磷、硫、鉀、鈉、鎂、鐵、、等。前 6 種元素，占 97％以上，特別前三種占了 9 成以上。然而，這些元素在自然界中都有。

我們來看看與人類生存直接相關的星球 - 地球、太陽、月亮，其元素分別如下

地球的元素有 - 碳、氫、氧、氮、磷、鉀、鐵、鎂、鈣、鋁、、。太陽的元素是 - 氫、氦，氧、碳、鐵、氖、。月亮的元素有 - 氫、氦、鈉、鉀、氬、、。

人類所需要的元素幾乎都在其中。所以人類只要懂得讓自己細胞能量飽足，就不一定要在飲食中取得能量。

人們每天吃了一大堆食物，幾乎都是碳水化合物，由氧、碳、氫組成。而這些元素只要懂得食氣、食光的方法，就能在自然界中自由取得。

所以，人類在必要的時候，不一定要靠食物來維生。基本上、陽光 & 水都可以在身體內部求得。課中有訓練。

此外，關於食氣，對外面的花草、樹木採氣或採集天地之靈氣，採集日月之精華，這些如果升級到 < 元宇宙 > 系統，只要喚醒元宇宙所在地，身體升級後，高版本的功能就不同了。

Q 三：光功生活化，有包括失眠的問題嗎？

A：生活化，顧名思義是活用在日常生活中；這當然也包括許多睡眠障礙者、任何年齡層或嬰兒或寵物身上。行走坐臥都有功法，有睡覺的功法、走路的功法、有坐著的功法、喝水的功法。不是打坐才練功，平時的呼吸、言行、舉止都在功中。在練內功時，還可以點對點的運作，針對想要加強的部分運作。

許多學員分享 - 長年的失眠又回到躺著就睡著的狀態了，那大多只是一種心安 & 自然放鬆而已。

Q 四：感謝一直以來的智慧分享

A：你所看到的美好或不好，都是自己內在有的。如果你內在沒有，根本不知道我們在說些什麼。相信你自己，我們所說的每一句話都是你內在的聲音，都是與你靈魂相應的另外一個你。我們一直都在，守護好你的心，帶著大願大行心懷天下，利益眾生的人，你會發現自己由內而外的改變。

Q 五：所謂的練功，是靠冥想嗎？

A：練光功是意識 + 能量合為一體的訓練，可以坐著或躺著。能量是訓練出來的，過程是舒服的。

不能只靠冥想，當然它有一定的作用，但只冥想的人，意識靈性非常高，生活不一定落實。所有的事情都有它存在的理由，但可以更完善、更完整體一些。人生是可以升級的練功時意識需要能量的支援，能量需要意識的激發，才能在深層次的能量中，建立自己的能量中心。如此整個 - 人體電磁網絡，意識能量的網絡，智慧連結的網絡，才會越來越強。

這是實踐的課程，元光愛坐著練功，基本上是不需開燈，因為人有閉眼見光的功能，訓練以後功能會自動出來。

Q 六：明明是療癒，為何不能有療癒的心態？

A：這是精神層的高維能量。高頻率的能量，如果用低頻率的意識 & 方法，呈現出來的結果也是低頻率的境界，這是在二元太極世界 – 需要留意的地方。

不能有療癒的心態，因為那是負面暗能量的同頻共振。氣功大師幫人療癒以後自己生了一場病，或都要花上大半天自我清理。元光愛用療癒的心態也一樣。要用心，不用情；要用愛，不用腦。

學會自己引領自己的心，讓心來指引我們方向。
我們要引領心去無限的擴展，成為我心之師，

Q 七：為何不錄影、不給觀摩？

A：這是內力訓練，心、腦聯接、直接進入內在、骨髓，
是整個體內能量更新的過程。

這不是頭腦或記憶力方面背誦的課程。課堂中學
員們必須完全放鬆，加上許多心法、密法的運作，
身體該排的濕、寒、濁、邪會直接出來。這個不
能被錄影所分心、或被觀摩所打擾的課程。

台灣進行的是元光愛的面授課程。大陸基本上沒
這問題的 -- 食光 & 功茶夫都是線上課程。

Q 八：上課時，全身麻麻的像過電一般，很舒服就睡
著了。好像沒完全學到，怎麼辦？

A：你感覺好像沒什麼學，其實什麼都已經被你接收
了。潛意識的接收，比你表意識上的知道懂得更
直接、簡單。上課的頻率，會有潛移默化的改變

和提升。身體的調頻是循序漸進，有序的。這是
心想事成、夢想成真、吸引力法則所必備的基礎。

二十一‧後語

　　來地球一趟，至少看了這本書再走。書中有多維宇宙、生命、人體的真相 & 進化，值得細細玩味。在恍然大悟中才不至於迷迷糊糊的來，又迷迷糊糊的走。

　　為何一群人集體練光功，會產生 < 緣起 > 文中那個 - 起死回生的個案？因為群體在光中的時候，就能感受到 - 與宇宙同體共振的能量場。我們是宇宙的一部分，因此，我們也可以集合成 原先的那個光 - 超體。

所以，看待生命的時候－要從源頭來看。

一個時代的轉變，從眼見為憑、萬物分離、萬事競爭、對立的時代，正在轉入另一個共生、共存的時代。

請大家以敞開的心看待，大家將都是新時代的見証人。

人類接下來會面臨許多挑戰 & 考驗，我們要學會從容面對。

之一、面對地球銳變中的異常氣候、及其引發出來的問題、可能會是人類生存的大挑戰。

　　所以，要訓練好自己的＜中央空調＞，把自己訓練成 -
夏不怕熱，冬不怕冷的狀態。如果大家懂得 ＜ 自動調
溫 ＞，就不會有熱死、冷死的狀態。當大家不需要 ＜
中央空調 ＞ 時，對地球就會是很大程度的福澤。

　　其次，要學會對食物自由掌控能力，將固體食物，
慢慢的轉換成 - 光體、或氣體。

　　學會運用食光、食氣的方法；這也許會是未來保命
的手段。我們不希望地球會達到這個地步，但是如果
真的達到這個層級，你會感謝自己此時頻率的到來。

　　此外，為人最尊的人類，還要面對日益強大的人工智能。未來，如果大家有機會體驗到多維度、達到 < 元宇宙 > 開啟的時候，我們的生命就能在元宇宙中 無為而達到 無所不為。

　　因為元宇宙承載著人類的 < 意識能量波 >，不僅有我們身體內部的 - 能動原理，也有現代物理學的 - 產能效應。

　　所以運用元宇宙的振頻到身體上，除了身體健康外；同時擁有源源不斷的智慧 & 創造力，活出人類的競爭力 & 價值感。

最後，我們要強調的是 -

我們當下的境界，並不代表我們未來的境界，如有

不夠周全的地方，請讀者指正。

元宇宙與健康 / 峨眉銀鈔元 , 祥靖合著 . -- 初版 . -- 臺北市：彩智國際事業股份有限公司 , 2023.08

　　面 ；　　公分

ISBN 978-986-86923-1-2(平裝)

1.CST: 量子力學 2.CST: 能量 3.CST: 另類療法

418.995　　　　　　　　　　　　　　　　112011481

元宇宙與健康

著者：峨眉銀鈔元、祥靖合著

出版：彩智國際事業股份有限公司

網址：http：//www.jirchi.com.tw

電話：(02)25115569

Email 信箱：info@jirchi.com.tw

地址：台北市中山區民生東路一段 54 號 7 樓之一

印刷：光隆印刷廠股份有限公司

電話：(02)2999-9099

新北市三重區光復路一段 83 巷 8 號 2 樓

2023 年 8 月初版一刷

定價：380 元整

ISBN：978-986-86923-1-2